思想觀念的帶動者

文化現象的觀察者

本土經驗的整理者

生命故事的關懷者

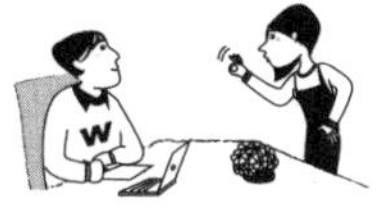

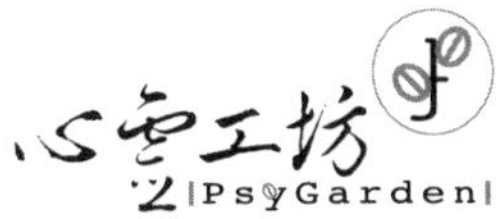

MentalHealth

黑暗來襲，風暴狂飆，讓生命承載著脆弱與艱辛
猶如汪洋中一塊浮木，飄向無盡混沌迷霧
勇敢接受生命中的不完美，視為珍寶禮物
懷著信心、希望與愛，重燃生命，點亮靈魂！

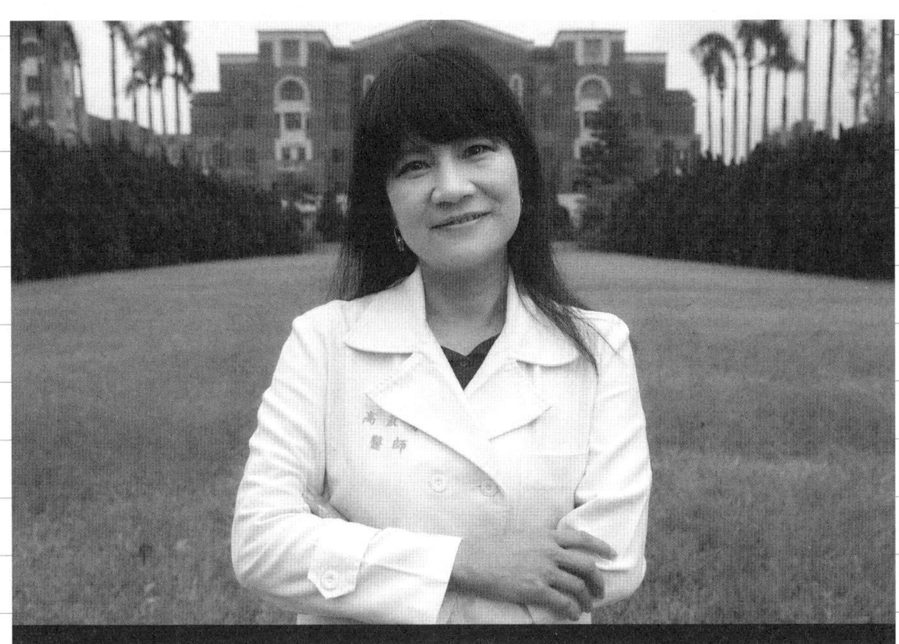

找回專注力

成人ADHD全方位自助手冊

著——高淑芬

臺大醫師到我家
MentalHealth (017)
精神健康系列

熱心好動點子王，但卻恍神脫線少根筋？也許你是成人ADHD！
透過適當的治療，輕鬆找回專注力，展開美好人生！

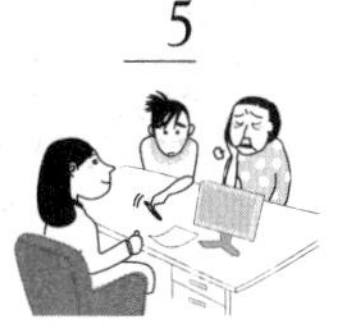

【總序】

視病如親的具體實現

高淑芬

我於2009年8月，承接胡海國教授留下的重責大任，擔任臺大醫學院精神科、醫院精神醫學部主任，當時我期許自己每年和本部同仁共同完成一件事，在六年任期的前四年已完成兩次國際醫院評鑑（JCI），國內新制醫院評鑑，整理歷屆主任、教授、主治醫師、住院醫師、代訓醫師於會議室的科友牆，最後的兩年，另一件重要的計畫是策劃由本部所有的主治醫師親自以個人的臨床經驗、專業知識，針對特定精神科疾病或主題，撰寫供大眾閱讀的精神健康保健叢書，歷經策劃兩年，逐步付梓，從2013年8月底開始陸續出書，預計2016年5月內完成全系列十七本書。

雖然國內並無最近的精神疾病盛行率資料，但是由世界各國精神疾病的盛行率（約10～50%）看來，目前各種精神疾病的盛行率相當高，也反映出維護精神健康的醫療需求和目前所能提供的資源是有落差。隨著全球經濟不景氣，臺灣遭受內外主客觀環境的壓力，不僅個人身心狀況變差、與人互動不良，對事情的解讀較為負面，即使沒有嚴重到發展為精神疾病，但其思考、情緒、行為的問題，可能已達到需要尋求專業協助的程度。因此，在忙碌競爭的現代生活，以及有限的資源之下，這一系列由臨床經驗豐富的精神科醫師主筆的專書，就像在診間、心理諮商或治療時，可以提供國人正確的知識及自助助人的技巧，以減少在徬徨無助的時候，漫無目的地瀏覽網頁、尋求偏方，徒增困擾，並可因個人問題不同，而選擇不同主題的書籍。

即使是規則接受治療的患者，【臺大醫師到我家・精神健康系列】叢書，就像聽到自己的醫師親自告訴你為什麼你會有困擾、你該怎麼辦？透過淺顯易懂的文字，轉化成字字句句關心叮嚀的話語，陪伴你度過害怕不安的時候，這一系列易讀好看的叢書，不僅可以解除你的困惑，更如同醫師隨時隨地溫馨的叮嚀與陪伴。

此系列叢書最大的特色是國內第一次全部由臺大主

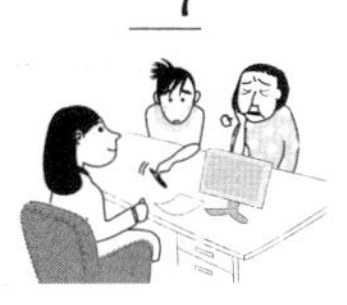

治醫師主筆，不同於坊間常見的翻譯書籍，不僅涵蓋主要的精神疾病，包括自閉症、注意力不足過動症、早期的精神分裂症、焦慮症、失智症、社交焦慮症，也討論現代社會關心的主題，例如網路成癮、失眠、自殺、飲食、兒童的情緒問題，最後更包括一些新穎的主題，例如親子關係、司法鑑定、壓力處理、精神醫學與遺傳基因；為了展現總策畫的決心，務必完成本系列叢書，我負責出版第一本《家有過動兒：幫助ADHD孩子快樂成長》以及最後一本《找回專注力：成人ADHD全方位自助手冊》，本系列叢書也突顯臺大精神醫療團隊的共同價值觀——以患者為中心的醫療和以促進國人精神健康為宗旨的團隊合作精神——只要我們覺得該做的，必會合作無間共同達成；每位醫師對各種精神疾病均有豐富的臨床經驗，在決定撰寫主題時，大家也迅速地達成共識、一拍即合，立即分頭進行，無不希望盡快完成。由於是系列叢書，所以封面、形式和書寫風格也須同步調整修飾，大家的默契極優，竟然可以在忙於繁重的臨床、教學、研究及國際醫院評鑑之時，順利地完成一本本的書，實在令人難以想像，我們都做到了。

完成這一系列叢書，不僅要為十七位醫師 喝采，我更要代表臺大醫院精神部，感謝心靈工坊的總編輯王桂花女士及其強大的編輯團隊、王浩威及陳錫中醫師辛苦地執行編輯和策劃，沒有他們的耐心、專業、優質的溝通技巧及時間管理，這一系列叢書應該是很難如期付梓。

人生在世，不如意十之八九，遇到壓力、挫折是常態，身心健康的「心」常被忽略，而得不到足夠的了解和適當的照護。唯有精神健康、心智成熟才能享受快樂的人生，臺大精神科關心患者，更希望以嚴謹專業的態度進行診療。此系列書籍正是為了提供大眾更普及的精神健康照護而產生的！協助社會大眾的自我了解、回答困惑、增加挫折忍受度及問題解決能力，不論是身心健康照護的專業人士或關心自己、孩子、學生、朋友、父母或配偶的身心健康的讀者，這絕對是你不可或缺、自助助人、淺顯易懂、最生活化的身心保健叢書。

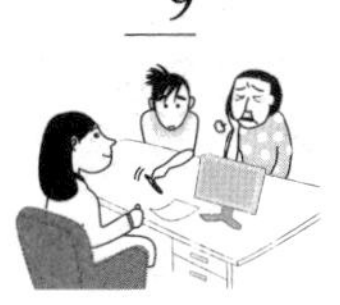

【主編序】

本土專業書籍的新里程

王浩威、陳錫中

現代人面對著許多心身壓力的困擾，從兒童、青少年、上班族到退休人士，不同生命階段的各種心身疾患和心理問題不斷升高。雖然，在尋求協助的過程，精神醫學的專業已日漸受到重視，而網路和傳統媒體也十分發達，但相關知識還是十分片斷甚至不盡符實，絕大多數人在就醫之前經常多走了許多冤枉路。市面上偶爾有少數的心理健康書籍，但又以翻譯居多，即使提供非常完整的資訊，卻也往往忽略國情和本土文化的特性和需求，讀友一書在手，可能難以派上實際用途。

過去，在八〇年代，衛生署和其他相關的政府單位，基於衛生教育的立場，也曾陸續編了不少小冊式的宣傳品。然而，一來小冊式的內容，不足以滿足現代人的需要：二來，這些政府印刷品本身只能透過分送，一旦分送完畢也就不容易獲得，效果也就十分短暫了。

於是整合本土醫師的豐富經驗，將其轉化成實用易懂的叢書內容，成為一群人的理想。這樣陳義甚高的理想，幸虧有了高淑芬教授的高瞻遠矚，在她的帶領與指揮下，讓這一件「對」的事，有了「對」的成果：【臺大醫師到我家．精神健康系列】。

臺大醫院精神醫學部臥虎藏龍，每位醫師各有特色，但在基本的態度上，如何秉持人本的精神來實踐臨床的工作是十分一致的。醫師們平時為患者所做的民眾衛教或是回應診間、床邊患者或家屬提問問題時的口吻與內容，恰好就是本書系所需要的內涵：儘可能的輕鬆、幽默、易懂、溫暖，以患者與家屬的角度切入問題。

很多人都是生了病，才會積極尋求相關資訊；而在尋尋覓覓的過程中，又往往聽信權威，把生病時期的主權交託給大醫院、名醫師。如果你也是這樣的求醫模式，這套書是專為你設計：十七種主題，案例豐富，求診過程翔實，醫學知識完整不艱澀，仿如醫師走出診間，為你詳細解說症狀、分享療癒之道。

編著科普類的大眾叢書，對於身處醫學中心的醫師們

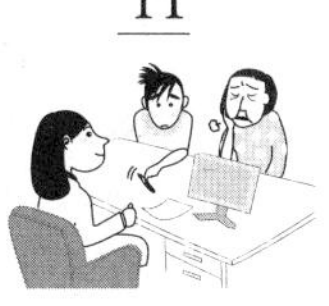

而言，所付出的心力與時間其實是不亞於鑽研於實驗室或科學論文，而且出書過程比預期的更耗工又費時，但為了推廣現代人不可不知的心身保健的衛教資訊，這努力是值得的。我們相信這套書將促進社會整體對心身健康的完整了解，也將為關心精神健康或正為精神疾患所苦的人們帶來莫大助益。

這樣的工作之所以困難，不只是對這些臺大醫師是新的挑戰，對華文的出版世界也是全新的經驗。專業人員和書寫工作者，這兩者角色如何適當地結合，在英文世界是行之有年的傳統，但在華文世界一直是闕如的，也因此在專業書籍上，包括各種的科普讀物，華人世界的市面上可以看到的，可以說九成以上都是仰賴翻譯的。對這樣書寫的專門知識的累積，讓中文專業書籍的出版愈來愈成熟也愈容易，也許也是這一套書間接的貢獻吧！

這一切的工程，從初期預估的九個月，到最後是三年才完成，可以看出其中的困難。然而，這個不容易的挑戰之所以能夠完成，是承蒙許多人的幫忙：臺大醫院健康教育中心在系列演講上的支持，以及廖碧媚護理師熱心地協助系列演講的籌劃與進行；也感謝心靈工坊莊慧秋等人所召集的專業團隊，每個人不計較不成比例的報酬，願意投入這挑戰；特別要感謝不願具名的黃先生和林小姐，沒有他們對心理衛生大眾教育的認同及大力支持，也就沒有這套書的完成。

這是一個不容易的開端，卻是讓人興奮的起跑點，相信未來會有更多更成熟的成果，讓醫病兩端都更加獲益。

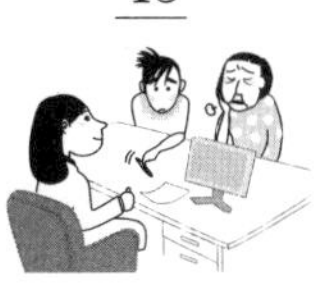

【自序】

找回專注力，黑白人生變彩色

高淑芬

從事精神醫療近三十年，看著ADHD（注意力不足過動症）的患者從兒童期出現典型的ADHD症狀，到青春期時仍然有衝動、不專心，以及在學習、人際、生活等多方面的困難和障礙，接著在這十年看到更多他們長大成人的模樣，心中有許多感觸。

為了深入了解ADHD在不同年齡層的表現及困境，我長期追蹤數百位ADHD孩子，從兒童期到成人期，發現他們過動症狀減輕了，但是不專注的症狀，對他們能否獨立面對生活上的挑戰與壓力，仍有很大影響。即使沒有其他精神疾病，他們可能面臨學業成就較不如期待、花較長的時間才能唸完高中或大學、比較難完成較專業性工作的訓練等，但他們或許很適合變化性、活動性高的工作，例如設計、業務等等。在性格上，他們做事比較不經思考、沒有耐心，也常下錯誤的決定，人際互動比較困難。近年我獲得國衛院的研究補助，除了追蹤舊個案，也深入探討主動求診的成人個案的發病歷程，想了解他們和從小就接受診斷、接受治療的患者有何不同。追蹤下來有許多新發現，容我在第一章中和讀者分享。

每次在門診聽到成人患者分享他們的人生故事，我都感受到那深深的無奈和無助。由於已經沒有結構化的學習環境，也沒有父母師長隨時在身旁協助和監督，所以患者不管是在學業或是工作上，常是一塌糊塗。也因此他們求診的動機非常強烈。爸媽不知道他們有ADHD、從小就被指責或歧視、因長期挫折而無自信，在團體中被排擠、邊緣化，導致青春期開始就出現焦慮、憂鬱或行為等問題，也可能衍生抽菸、酗酒等問題。現在他們長大了，必須獨立生活、工作，更凸顯求診的急迫性。

但這樣的人，也有很多優勢，比如對自己有興趣的事情充滿熱情，不計後果地積極投入；滿腦創新想法，就像個創意家，雖然不見得能執行。可是父母、伴侶、配偶、同事、孩子無法理解他們，因而出現衝突。

我常自問，除了正規醫療外，自己還能夠幫什麼忙？

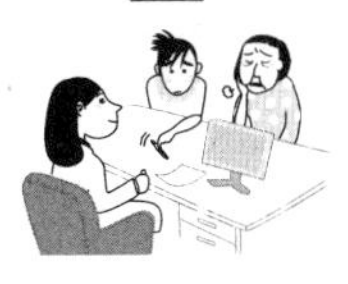

隨著大眾對ADHD的了解，預期將有更多成人ADHD的患者來求診。做為一個專職ADHD診療的醫師，每日忙於臨床、教學、研究及行政，無法有足夠的時間為每一位個案門診諮商，因此想到，撰寫一本成人ADHD專書讓患者參考，是有必要的。雖然每個個案狀況不同，但還是有共同的特徵和困難；治療模式雖因人而異，但原則和方法是一致的。若有一本隨手可讀的大眾書籍，講解成人ADHD與學習自助技巧，將會獲益不少。

本書包括六大部分，包括認識成人ADHD、診斷、藥物治療、改善症狀的實用策略、改善情緒的自我練習，以及給親友的心靈處方，結合我十多年來的臨床經驗和本土的研究。此外，由於現代資訊傳遞快速，網路上有些關於ADHD的成因及診療的評論，充滿偏頗的論點，以訛傳訛，甚至質疑國內外數十年已有實證的治療方式。基本上，我對這些迷思和誤解不予以回應，僅提供正確的成人ADHD知識。

這本書和本系列第一本《家有過動兒》有何不同呢？前一本書主要是針對兒童期的典型症狀與診療，增進父母及老師協助ADHD孩子成長的知能。本書則是全方位成人自助手冊。另外，異於與坊間翻譯書籍的是，本書完全根據我的臨床經驗和長期研究的結果撰寫，行文就像我在診間與成人患者及親友數十小時的諮詢和治療一樣，讓讀者知道什麼是成人ADHD、在不同情境下表現為何？怎麼會有ADHD？醫師經過何種步驟下診斷？有哪些實用的典型症狀改善策略，以及壓力處理、時間管控、情緒障礙、睡眠問題等等認知行為訓練技巧，最後則是父母、配偶、朋友如何協助ADHD患者的建議。讀者不必等待冗長的門診，也不必漫無目的地尋找網路文章，閱讀本書就像在門診聽我娓娓而談。

兒童ADHD的治療要結合家庭、學校及醫療的黃金三角，到了成人的階段更要加上自我管理。友善的學校與職場、理解與包容的社會環境，以及親友持續的關心與協助，讓ADHD成人能夠發揮優勢和潛能，執行該做和想做的事，使他們的人生從黑白變彩色。

能跟這樣一群不同的孩子一起成長，是上天的恩賜。行醫越久，越能夠欣賞孩子的差異，陪他們走過成長旅程，聽他們訴說令人心酸的故事，越能了解我們平日輕易完成的事，對他們可能是難如登天。

感謝我的門診個案和參與研究的ADHD患者及家人，我從你們身上學習很多，你們這麼努力，醫師怎能不努力

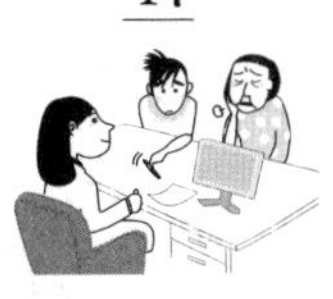

呢？患者的努力，也更加激發我的研究熱忱，讓臺灣的成人ADHD研究在國際學術版圖占有一席之地，謹以此書表達我對你們最誠摯的感謝，在此，我也感謝幫我起草附錄影像研究的林祥源及楊立光醫師。最後，我要感謝兩個孩子對我的包容和愛，你們從小就聽我講ADHD故事，可能還要忍受我繼續說ADHD很久喲！

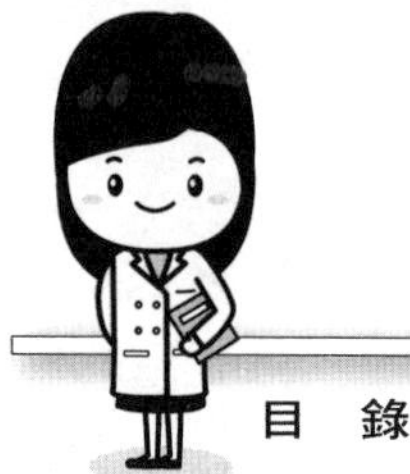

目　錄

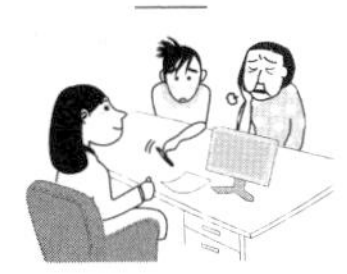

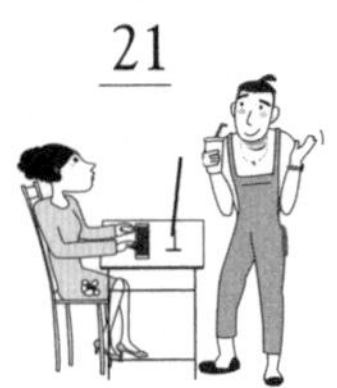

【前言】

丟三落四少根筋？可能是成人ADHD惹的禍！

你會經常出現下列的行為舉止嗎？或者，你的身邊是否有這樣的親人、朋友或同事？

* 總是坐沒坐相，喜歡把腳擱在桌上，或者一直動來動去，無視別人的眼光。
* 手上拿著書，卻無法專心閱讀，過了半小時還停留在同一頁。
* 東西總是亂七八糟，不論是辦公桌、家裡房間或隨身包包裡，老是塞著一堆雜物，越堆越多，非常混亂。
* 老是丟三落四，經常弄丟手機、錢包、鑰匙、帳單，或忘記帶重要的東西。

* 腦子裡不斷迸出新點子，經常天馬行空想一堆事情，興高采烈告訴別人，卻很少具體執行和實現。即使興沖沖著手進行，通常也是三分鐘熱度，虎頭蛇尾，不了了之。

* 擁有雞婆的個性，很喜歡主動幫忙別人，或熱心提供別人各種建議，自己的事卻吊兒啷噹，拖拖拉拉，永遠做不完。

* 很愛講話，即使是開會或上課的場合，也會忍不住一直跟旁邊的人聊天，經常吵到別人，或惹來白眼。

* 很難跟人家好好聊天，因為不耐煩聽人講話，動不動就插嘴或岔題。

* 缺乏時間觀念，總是沒辦法準時赴約，不是遲到，就是根本忘了這件事。

* 粗心大意，不注重細節，老是便宜行事，一心只想求快，做事品質很差。

* 容易衝動又沒耐心，喜歡開快車、闖紅燈、插隊、搶話，經常出車禍、收到罰單，或跟人起衝突。

這些行為模式和性格特質，並不符合一般大眾對於成年人的期待。因此，他們經常被批評長不大、迷糊、

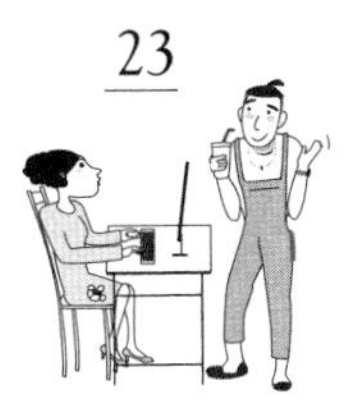

懶散、不成熟、不用心、光說不練、不負責任、白目、天兵、自我中心、生活習慣很差……

如果你就是當事人，每當遭受到這些指責和批評，是否覺得很委屈、很無奈、很焦慮？因為你也不願意這樣，但就是改不過來，無法自我克制。

如果你是這群人的親友，你是否覺得很頭痛，甚至要抓狂，但又感到十分納悶：明明對方的智能很不錯，學習力也不差，為什麼就是沒辦法專心把事情做好，經常要讓人再三叮嚀提醒，不斷替他操心和煩惱？

如果你有上述困擾，不妨仔細翻閱這本書，看看這一切是不是「成人注意力不足過動症」（Adult Attention-Deficit / Hyperactivity Disorder，簡稱「成人ADHD」）惹的禍！

成人ADHD的議題日漸受重視

顧名思義，「成人注意力不足過動症」的意思是：十八歲以上的成年人持續有注意力不足和過動的症狀，因而造成生活功能障礙的一種疾病。

現在有許多父母都很重視小朋友的成長，再加上醫學知識的進步、大眾媒體和社會教育的宣導，過動兒的議題逐漸受到注意，有越來越多的小朋友可以及早發現ADHD的問題。然而，還是有不少孩子的行為症狀一直被大人們忽略。

根據盛行率的調查，臺灣兒童患有ADHD的人口比例約為7%左右（國際統計為5%～10%），而健保資料顯示，七到十八歲就醫者至少一次診斷ADHD大約是1.8%（2012）。表示有超過三分之二以上的過動兒並沒有接受診斷。

近幾年來醫界發現，如果缺乏適當的治療，ADHD的症狀很可能從兒童期一直持續到成年期，衍生出更多層面的困擾。因此，歐美國家的醫界和研究者日漸重視成人ADHD的問題。

美國全國性調查（National Comorbidity Study）顯

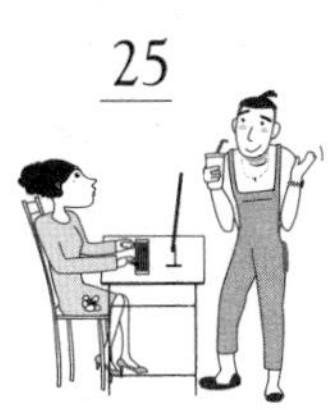

示，成人ADHD的人口比例是3%～4%，臺灣社會的推估也大約在3%～4%之間，也就是在一百位成人當中，就有三位到四位患者存在。然而，健保資料顯示十八歲到五十歲成人至少一次診斷ADHD竟然只有0.057%（2012）。

這樣的疾患人口比例相當高，但是，目前臺灣社會對於成人ADHD的了解和討論卻不多，許多患者在日常生活中遭遇了很多的挫折和困難，卻不知道自己到底是怎麼一回事，也不懂得該如何求助。

因此，我在2013年完成《家有過動兒：幫助ADHD孩子快樂成長》之後，覺得很有必要再針對成人ADHD出版一本實用的自助書籍，幫助成年患者克服疾病的障礙，發揮應有的天賦和潛能，走出自己的一片天！

本書《找回專注力：成人ADHD全方位自助手冊》總共分為六個部分：第一章是幫助社會大眾認識成人ADHD；第二章簡單介紹疾病的成因和診斷；第三章是關於治療的方法；第四章和第五章是實用的自我改善策略，包括如何提升專心度、時間管理和問題解決的能力、如何改善人際關係、如何面對情緒和挫折等；第六章則是給家屬親友的心靈處方。

透過本書，我想傳達一個重要觀念：成人ADHD患者雖然有一些先天的弱點，但是也有許多值得欣賞的優勢，所以不要自暴自棄。只要透過自身的努力，加上家屬的鼓勵和協助，大多數的成人ADHD都可以找回專注力和執行力，重建快樂的生活，跟一般人一樣享受戀愛、友誼、婚姻以及工作上的成就與喜悅。

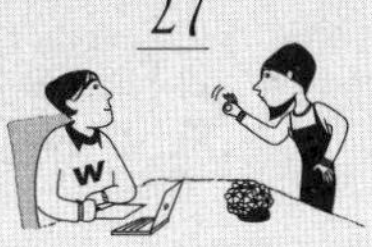

【第一章】

認識成人注意力不足過動症

成人ADHD有注意力不足及
衝動／過動兩大核心症狀，
並隨著年齡增長而面臨不同考驗。

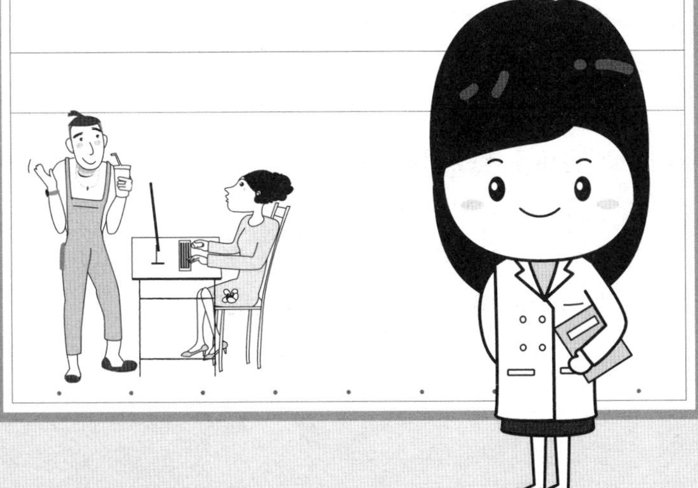

長不大的迷糊蛋：成人ADHD的故事

當我們講到ADHD，許多人的腦海中很自然就浮現出兒童的形象。一般人總以為ADHD只會發生在小孩子身上，並且期待這些精力充沛、片刻不得閒的過動兒，長大成熟以後就會「變好」，一切恢復正常。

但事實上卻不盡然。醫界發現，過動兒如果沒有及早治療，有六成左右到了成人期仍有明顯的症狀。

換句話說，這些成人ADHD絕大多數是小時候即有症狀，但卻沒被發現的隱藏患者。他們一路走來的成長歷程，往往比一般的孩子辛苦，因為無法專注、過度活潑好動、容易衝動，經常引來許多批評和責備，甚至遭受到不少歧視和打罵。

很多患者對於自己的狀況也感到無可奈何，整個兒童期和青春期都在迷糊和混亂中度過，直到成年之後，才赫然發現自己原來是ADHD！

在了解成人ADHD之前，我們先來看看他們的成長故事。（為保護個案隱私，書中故事皆採用化名）

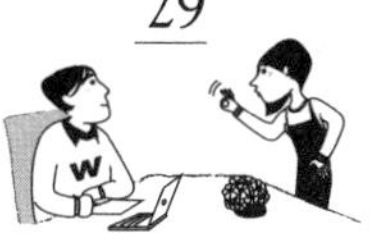

【從小被罵大的恍神天兵】

阿祥從小就是一個讓父母和老師頭痛的孩子，做什麼事都心不在焉，上學老是忘記帶課本、作業字跡潦草、考試經常看錯題目或漏寫答案。上課也不專心，常常看著窗外做白日夢，一隻小鳥飛過他都會好奇地站起來張望。

在家裡，他的房間總是亂七八糟，書包、課本、作業、考卷、水壺、衣服、襪子、玩具、故事書、零食……隨處亂丟，床鋪、書桌和地板上堆滿各種雜物。媽媽命令他整理，過了半個多小時卻毫無進展，原來他心血來潮，坐在地上拆解玩具，早已玩得入迷。

當兵時，他也是一個糊塗天兵，勤務工作老是出槌，好幾次忘了槍枝擺在哪裡、亂放器材和裝備、喊錯口號、走錯營區，經常被罰甚至關禁閉。

入社會後，他換過好幾個工作。文書事務他嫌無聊；品管和倉儲的工作也不適合，因為在盤點和檢驗流程時非常粗心，經常出紕漏；業務性的工作他倒是非常喜歡，可以整天跑來跑去拜訪客戶，跟人哈拉聊天，業績表現挺不錯。不過他的老毛病還是沒改，常記錯送貨地址和日期、漏寫客戶資料、找不到訂單等等。他的辦公桌老是一片混亂，每次開會要交業務報表，他都必須花很多時間在資料堆中大海撈針地尋找。

因為記憶力很差，老闆和客戶交待的事情，他常常聽到後面就忘了前面，或者五件事情只記得頭尾兩件，中間三件很快就忘光光。每次老闆接到客戶的抱怨電話，就把他臭罵一頓。女友特地買了平板電腦送他，讓他把一切工作資料都輸入電腦裡，問題是，他卻經常忘了帶平板電腦出門，或找不到它在哪裡。

【缺乏耐心的遲到大王】

阿達從小就很活潑好動，上課好像一條蟲，在椅子上扭來扭去，或者鑽到桌子下作怪，不時發出各種噪音，常被老師警告不准干擾別人；下課後他立刻變成一條龍，大聲喧嘩吵鬧，活力十足。

他看起來滿聰明，說話反應很快，但講的都是一些無厘頭的笑話。他也很喜歡回應老師的問題，往往老師還沒講完他就大聲搶先作答，反而挨老師一頓罵。考試成績

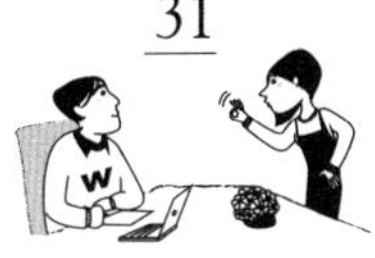

很差，每次都是隨便寫一寫就交卷，在國小班上一直吊車尾，國中時直接被分到後段班。

在學校裡，他最喜歡體育課、校慶運動會、園遊會、露營烤肉這一類的活動，總是熱心地跑上跑下，幫忙搬東西、畫海報、佈置場地，興奮地提出一堆瘋狂的點子，自己講得比手畫腳，口沫橫飛，同學們覺得他又臭屁又好笑。

不過，他很沒有耐心，排隊時只要別人動作慢一點，他就一直推擠催促，甚至大聲抱怨；他的動作很粗魯，跑來跑去撞到別人也不會主動道歉，因此常常跟同學吵架，甚至扭打起來，經常被老師記過和處罰。

爸媽知道他不愛唸書，就鼓勵他學習一技之長。進入高職美工科之後，他的術科表現相當不錯，為了繪圖和製作模型，可以熬夜不睡覺，但是學科成績還是一團糟，連最簡單的作業都懶得交，拖拖拉拉，期中考還睡過頭。直到老師鄭重威脅要把他當掉，他才勉強隨便交差了事。

畢業後進入廣告公司工作，老闆覺得他滿有才華，但他卻無法遵守公司規定：天天遲到、忘記開會時間、沒帶手機出門讓大家聯絡不上、資料亂丟、經常因為交通違規和出車禍而必須請假。更麻煩的是，他跟人講話時態度不佳，一直插話和搶話，還無法容忍批評，若客戶要他修改企劃案，他就缺乏耐心而發火。這些表現讓同事們非常困擾，最後，老闆不得不解僱他。

【老是忘東忘西的迷糊媽咪】

張太太從小就被爸媽形容為「沒有一個定性」，做任何事情都只有五分鐘熱度，她超愛講話，喜歡黏著不同的朋友聊天，雖然課業成績不怎麼出色，愛替朋友打抱不平也為她贏得好人緣。她大而化之的個性有點像男生，在網路遊戲上認識了張先生，很快約出門碰面，兩人聊起遊戲興高采烈，沒多久就走入禮堂。

張先生在電腦公司上班，雖然喜歡太太完全不管事的優點，但越來越覺得她不善於家事也太離譜。房間總是一團亂，鞋子、飾品到處都是，還不時蔓延到客廳。冰箱和櫥櫃堆了許多過期食物，衣服不是忘了洗就是忘了晾乾。孩子出生後，還好有娘家媽媽幫忙照顧，不然以她迷糊的個性，可能連孩子都忘了餵。

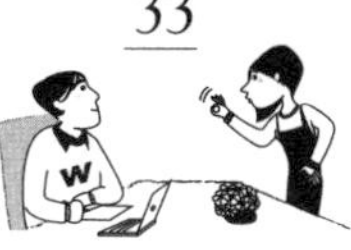

她做事老是丟三落四，帳單忘了繳、找不到鑰匙和提款卡、答應人家的事情一轉身就忘記。她的腦袋裡有很多點子，常常一件事情還沒有做完，就想到下一件事情去。例如原本準備煮一鍋蔬菜咖哩，看到電視正在播放教做滷肉的料理節目，她覺得可以試做看看，就出門去買肉，走到半路看見電氣行的廣告，氣炸鍋正在打折，她好奇的進去逛了一下，不小心就跟賣手機的櫃檯小姐聊起來，後來又去研究了鬆餅機和烘衣機……。等她接到幼稚園老師的電話，才發現接孩子放學的時間已經過了半小時，而她要準備的晚餐到現在都還沒有著落。

張先生懷疑太太有健忘症，帶她去做腦神經內科的檢查。後來轉介到精神科，才發現太太有ADHD。張太太這時才恍然大悟，原來她從小就無法集中精神、做事一直少根筋，都是因為ADHD的緣故！

從過動兒到成人ADHD

ADHD是一種早發型的兒童精神疾病，通常在小時候就會表現出明顯的症狀。它的核心症狀主要有兩方面：一是注意力不足，一是過動和衝動。

基本上，成人ADHD與兒童ADHD的核心症狀都一樣，只不過，成年人在社會上必須面臨更多的挑戰，也比較成熟了，所以行為表現方式會努力修正。

神經心理學的臨床研究發現，ADHD患者由於無法專注又過動，認知功能與執行功能確實比一般人來得差。兒童期只要應付學校功課就好，比較單純；長大之後進入職場，要面對複雜的人際關係和成家立業的任務，凡事都需要運用到記憶、理解、溝通、協調、規劃、進度掌控等功能，成人ADHD患者一旦發現事情繁多且複雜，就會感到不耐煩，或是自覺無法把事情做好而開始逃避，假如沒有人從旁協助，狀況就可能變得一團糟。

以下就針對ADHD的主要症狀，以及從兒童期到成人期的症狀變化，逐一加以說明。一般來說，跟小時候的症狀相較，成人ADHD的改變可以從四個方面來看（如圖一）：

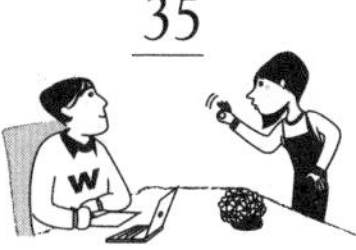

〔圖一〕隨著年齡增長，ADHD主要症狀的變化

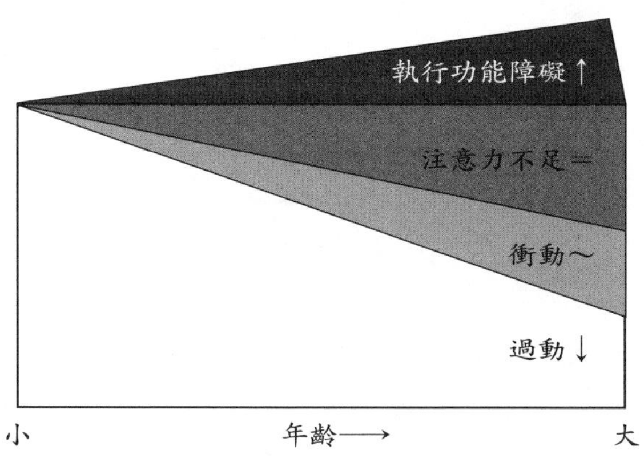

1. 成人ADHD的過動程度明顯降低（↓）。
2. 成人ADHD的衝動程度相對減少，但有少數人反而會升高（～）。
3. 成人ADHD的專注力不足可能一直持續（＝）。
4. 成人ADHD的執行功能障礙更明顯（↑）。

成人ADHD的核心症狀

注意力不足

ADHD最主要的核心症狀是注意力不足。它從兒童期到成年期一直存在，常見的表現有下列九個方面：

1. 不注意細節，容易粗心犯錯

由於粗心大意，ADHD孩子的學校功課常會出錯，老是遺漏作業或看錯考題，導致成績不佳。老師和父母交代的事情，他們往往沒想清楚或沒聽完指令就開始動手做，只想急著做完卻不在乎細節，潦草了事。

長大後，他們做事情還是只想求快，卻不顧慮準確性，往往字跡潦草、語焉不詳、錯誤百出。拿到新的電器產品或工具，也懶得看說明書，就直接動手組裝或使用，導致事倍功半或不小心損壞。對金錢和財務也是粗心大意，很難保持收支平衡。

2. 注意力持續的時間很短暫

從兒童期開始，ADHD患者就常發呆難以維持專注力，上課和寫作業時必須有人陪，否則他就停下來，發呆、做白日夢。只有在他們感興趣的事物或玩手機、電腦遊戲時，才可以全神貫注。

長大之後，他們的注意力依然短暫，碰到需要長時間集中精神的工作，例如閱讀或寫報告，就出現困難；他們也很難跟人維持長時間的交談，就算和人玩棋、打牌、打球、看電視（如運動節目），也很難持續，沒有到一個段落，就離開了。

3. 難以聽人講話，或者即使在聽，看起來卻好像心不在焉

ADHD孩子不耐煩聽人講話，父母和老師要交代事情時，必須盯住他們的眼睛，在眼神接觸時重複指示，他們才能聽進去而照做，否則就是左耳進，右耳出，一下子就忘光光。

長大後，他們的毛病不改，當別人說話時，往往心不在焉、眼神呆滯或東張西望，好像都沒認真聽，或者一心二用，同時在做別的事，讓對方感到生氣或挫折，忍不住發火問：「你有在聽我說話嗎？」

4. 很難遵守指示，做事常有始無終

ADHD患者從小就很難遵循老師或父母的指示，常虎頭蛇尾，事情做到一半就丟下，無法堅持到底。他們也沒辦法接收多個步驟的指令，經常聽到後面就忘了前面，讓大人們火冒三丈。

長大後的他們還是一次只能接受一個指示，只要碰到複雜的指示，就很容易亂掉，即使日常生活要做的事，也要不斷地提醒。例如交代他該做的事情、該交的報告，如果沒有清楚嚴格的要求期限，他也會一再拖延，永遠沒辦法完成，因為他總是從一件事情跳到另一件事情，結果每一件事情都沒做完，或者要花很長時間才能夠完成。

5. 難以組織規劃、安排事情

ADHD患者從小就缺乏組織規劃的能力，不論在家或在學校老是把東西亂丟亂放，沒辦法保持整齊。他也缺乏時間觀念，沒辦法安排諸如寫功課、交作業、準備考試這些事情，老是要大人監督和操心。

成年之後，他的時間觀念仍然不佳，常會過度安排行程，把很多事情都擠在一起。空間的管理也很糟糕，家裡的書桌、地板、床舖和櫥櫃常常堆滿東西，辦公桌上東西堆積如山，沒有歸類，抽屜可能空空的，裝些小紙屑。

6. 常逃避需要腦力的工作

在兒童期，ADHD孩子就不喜歡花太多腦力，所

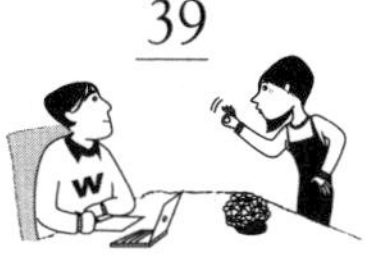

以不愛寫功課、看書或解謎題這類的益智活動。

成年後，他還是覺得閱讀是件苦差事，喜歡從事簡單的工作，遇到較困難、需要專注認真花費一段時間才能夠完成的工作，就會逃避和拖延，直到最後一刻才不得不熬夜趕工，臨時抱佛腳。

7. **常常遺失物品**

ADHD患者從小就是個迷糊蛋，課本、鉛筆盒、作業簿經常亂丟、找不到，惹來責罵。長大後還是一樣，一天到晚在找皮夾、手機、記事本、鑰匙、信用卡、公文、賬單、合約……，為此浪費很多時間，甚至出門來來回回多次而遲到。

8. **容易因為周遭的事情而分心**

ADHD患者從小就是恍神大王，容易分心，東張西望，上課時眼神總是飄到窗外，寫作業時老是左顧右盼，任何聲響或小事都可以讓他分心。

長大後的他，還是沒有辦法過濾事情，分不清楚輕重緩急，明明老闆急著要一份資料，他卻因為別人的一個動作或一句話而分心，轉而關注其他的事，把原本正在進行的工作全拋到腦後。他應該要做的事一旦被打斷，就很難再集中精神回來持續做完。

9. **相當健忘**

小時候，ADHD孩子就很難記住事情，到學校忘記帶課本，回到家又發現忘記帶作業本和聯絡簿。媽媽交代他要整理房間、幫忙做家事，他也忘光光。

長大之後，他還是常忘了約會、忘了東西放在哪裡、忘了答應別人的事情、忘了原本安排的計劃、忘了帶准考證或客戶資料出門……。他的頭腦和智商都沒問題，但做事就是忘東忘西、丟三落四，讓自己和身邊的人都感到很困擾。

過動和衝動

1. **過動**

過動的症狀在兒童期較為明顯，到了成人期會降低或有所修正，主要表現在下列方面：

（1）坐著時動來動去

ADHD患者從小就坐沒坐相，他們沒辦法安靜坐著，身體老是扭過來、動過去，若叫他不要動，他還是會一直抖腳、拍打手掌、玩手指，停不下來。

成年後，自我克制力提升，但仔細觀察，他

們還是不時會出現一些不安定的小動作，例如抓抓頭髮、拉拉衣服、玩玩鈕扣、摸摸文具、在紙上塗鴉、摳指甲、在椅子上轉來轉去。若有需要倒水、接電話、分發資料的工作，他們一定率先站起來，熱心幫忙。

（2）難以長時間持續坐著

ADHD孩子不耐煩久坐，如果不嚴格規範，他們就會在教室裡跑來跑去。

長大後，碰到需要長時間坐著的時候，例如開會、上課、聽演講或參加音樂會等，真是無聊的苦差事。他們喜歡動態的、快節奏的、短時間就結束的活動，可以四處走動，或趕快去做別的事情。

（3）常常感到靜不下來

一般人在安靜下來時，會感到很放鬆；但ADHD患者卻覺得焦慮、緊張，這樣的感覺並不舒服。所以他們從小就愛東摸西摸、爬高竄低，一刻不得閒。長大後還是不喜歡太安靜，老是要做點什麼事，讓自己顯得很忙碌。

（4）很難跟周遭的人一樣保持安靜

ADHD孩子從小就很吵雜，講話、玩遊戲都很大聲，動作很大，經常發出聲響。沒辦法安靜地看電視或看電影，老師和父母經常要提醒他小聲一點，但他很快就故態復萌。

長大後雖然略有收斂，但是遇到開會或聽演講的場合，他們還是忍不住會找身邊的人講話，還越講越大聲。大家一起看電視、下棋或玩撲克牌時，他也會不斷發出各種聲音，或動作很大，讓人覺得他實在很吵。

（5）總是動個不停，給人感覺充滿精力

ADHD孩子從小就非常好動，坐不住，老是跑跑跳跳、追逐打鬧，精力無窮。長大後，還是很喜歡沒事找事做，幫人倒水、拿東西、接送和跑腿，常給人熱情活潑的印象。但是他的運動協調性不佳，肢體動作較大，有時也會得到粗魯的評價。

（6）話很多

ADHD患者很愛講話，從小就常喋喋不休，老師和父母不得不經常制止他，叫他閉嘴一下。長大後也一樣，只要一開口就停不下來，別人都

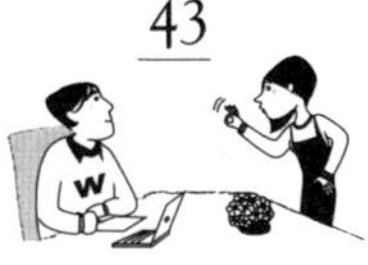

無法插嘴。但他講話常沒有重點，跳來跳去講了半天，人家都弄不清楚他到底要表達什麼。他的話常不假思索就脫口而出，不經大腦思考，常常講錯話或講了不得體的話，而被批評為白目。

2. **衝動**

ADHD患者從小缺乏耐心、很容易生氣，跟人講話常常都很大聲，甚至用吵的、用罵的，情緒容易衝動。長大之後，經過成長社會化的磨練，大多數的成人ADHD患者慢慢學會控制脾氣，只要對方心平氣和跟他講話，他就不會輕易發作。

不過，也有少數患者一直沒有機會學習和改變，年紀越大，生活壓力越大，情緒變得越來越急躁，甚至容易暴衝，常常還沒弄清楚對方的意思就回嘴或開始爭吵，導致人際關係不佳、經常換工作、容易衝動購買或錯誤投資、婚姻關係緊張、不穩定等。

一般來說，衝動症狀會有下列的常見反應：

（1）別人話還沒講完，他就搶先回答

ADHD孩子缺乏耐心，往往老師的問題還沒講完，他們就第一個舉手，搶先回答。他們的答案並沒有經過深思熟慮，只是將閃過腦海的念頭直接說出來，說錯也不在乎。

長大後，他們還是沒耐心聽人把話講完，往往人家才講到一半，他們就會急著接話：「我知道，我知道，我告訴你……」自以為知道別人要講什麼。這樣沒禮貌的舉動，常常惹惱對方。

（2）難以等待和輪流

ADHD患者不喜歡排隊和等待，從小就愛插隊，總希望搶到隊伍的最前面。長大後還是一樣，沒耐心排隊買東西、等公車、等紅綠燈，碰到塞車就受不了，喜歡超車、闖紅燈，肢體容易碰撞到別人，引發人際衝突，也常出車禍和收到罰單。

（3）常常打斷別人在進行的事

ADHD在兒童期就很莽撞，會粗魯地打斷別人的交談和電話，或者自顧自地闖入其他孩子的遊戲中，常被罵白目或被討厭。長大後，他仍然會隨時插嘴、打斷別人，當他需要一樣東西時，不管別人是否在講話、在忙、在處理事情或在討論事情，他們就要對方停下來，立刻回應他的需求。他們之所以會急著講出來，除了是受衝動的特質影響之外，也是擔心若不趕快先講，等一下就忘掉了。

（4）熱心過度，好管閒事，缺乏界線

ADHD孩子從小就很熱心助人、愛幫別人出主意、做別人不敢做的事，有時候會引人反感。長大後，還是不太懂得人我之間的界線，常常介入別人的私生活和管別人的私事，主動提供各種意見和建議，好管閒事，還會闖進別人的空間去講話、拿東西，有時候會讓人感到被侵犯和不舒服，他們卻渾然未覺。

成人ADHD常見的行為特徵

由於上述的核心症狀，導致成人ADHD經常出現下列的行為特徵。如果你自己或身邊的親友有下列行為模式，最好主動尋求專業的診斷以確認狀況。（請見第二章的說明）

做事拖拉、虎頭蛇尾

ADHD患者做事很容易拖延，因為專注力不足又無法持續，他們很難安靜下來做事情；開始動手做之後，又很容易分心，看到新奇或有趣的事，注意力就被拉走了，正事永遠做不完。有時候你看他在書桌前坐了十小時，怎麼都沒進度，因為他大部份時間都拿來發呆、想些不相干的事情、上網搜尋、東摸西摸，時間就浪費掉了。

有些ADHD患者是滿喜歡迎接挑戰的，面對一件新工作，剛開始會充滿衝勁，很快把前面最困難、最複雜的部分做完，證明自己很聰明，獲得成就感之後，接下來那些簡單的結論和收尾工作，他就沒興趣了，便把事情丟下不管，跑去忙別的有趣的事了。如果沒人出手幫忙或緊盯催逼，他可能永遠無法完成，變成虎頭蛇尾的情況。

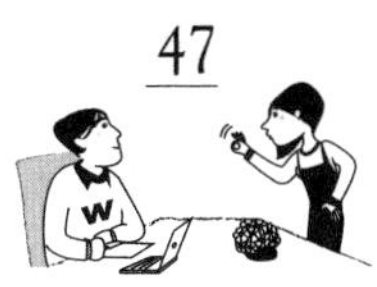

低挫折忍受度

他們缺乏耐心，做任何事都希望立刻得到報償，不喜歡漫長的等待，更無法忍受做事過程中必經的無聊和種種失敗。對一般人來說，這些無聊、瑣碎和不斷嘗試錯誤，都是累積實力必經的學習過程，是邁向成功的必經之路，但對成人ADHD患者來說卻非常困難，他們會感到挫折，很快就想放棄，不想做了。

例如他們下棋就一定要贏，而且要趕快玩完一盤，以便開始下一盤。難怪他們很容易愛上電玩遊戲，因為不斷過關、得分、破紀錄都是一種立即回饋，很有成就感，就算失敗，按個鍵就可以重來。這種速度感和立即回饋，很適合他們強烈厭惡等待和延遲的特質。

低自尊

由於做事拖拉、沒有耐心、容易灰心放棄，ADHD患者可能從小就力不從心，常被指責，很少有被讚美的經驗，造成他們普遍自信心不足，有低自尊的傾向。其實他們並不懶，也不是笨，只是因為專注力不好，很難把事情如期完成並仔細做好，久而久之，他們就認定自己不行、做不到、比不上別人，於是乾脆不做，這又招來更多的批評和指責，變成惡性循環。

情緒不穩定

長期被冷眼看待、被責罵和批評，對原本情緒調節不佳的ADHD患者真是雪上加霜，尤其當壓力來臨時，有的ADHD患者會陷入緊張、焦慮或憂鬱的情緒，覺得自己沒救了，沒有希望；有的人則更加衝動暴躁，別人還沒開口，他就率先大聲反駁，用爭吵和攻擊的方式來自我防衛。

不過，也有些ADHD患者是少根筋的樂天派，從小到大幾乎天天挨罵，但他一轉頭就忘了，還是很快樂跑來跑去；事情做一半、東西亂七八糟，身邊的人都氣得跳腳，他還是活得挺開心，沈浸在自己有興趣的世界裡。這種有點粗枝大葉，被罵過就忘記，不會太脆弱敏感，也是一種性格上的優點，是他們獨到可愛之處。

雜亂無章

ADHD患者從小到大都沒辦法把東西收拾整齊，房間和桌面總是讓人眼花撩亂，衣服和用具四處亂丟，手提包和背包裡老是有一坨皺巴巴的紙張，攤開來可能是公文、考卷、帳單或重要的資料及講義。他們也缺乏時間感，常把很多事情擠在一起，所以經常遲到或錯過約會。

態度不良、行為沒有節制

他們講話很直接、沒耐心又不懂得禮貌，兒童時期站也站不好、坐也坐不好，坐下來等吃飯就敲敲打打或是顯得不耐煩，長大成人後也常插隊、走路橫衝直撞、大聲催促別人、打斷人家談話，讓人覺得他們態度不佳且行為粗魯，不懂節制。

他們也經常表現得很白目，不知道哪個時間點和場合應該做哪些事、說哪些話。例如老闆和長官走過來，員工們會恭敬起身打招呼，他們卻可能完全忽略，自顧自地做著感興趣的事。同事之間最基本的倫理和尊重，他們也經常不小心踩線或越界，引來批評和不快。

尋求感官刺激

他們喜歡感官和聲光的刺激，一聽到新的電玩遊戲和智慧手機上市，就心癢難耐很想買。只要是新奇的、好玩的、不會重複的東西，他都有興趣，一旦被吸引，就會渾然忘我，把原本該做的事情通通拋到腦後。

思路不絕

他們腦筋動得很快，加上雞婆的個性，很喜歡給別人提供各種建議，也不管人家是否需要。他的想法也常變來變去，一聽到什麼風吹草動、有的沒的，馬上又冒出新的點子，就興高采烈想講給別人聽。他的創意有些確實很不錯，但往往別人都沒辦法接受，因為他手邊還有一堆事情沒做完，腦袋卻一直想東想西，讓人覺得他只會紙上談兵，不負責任。

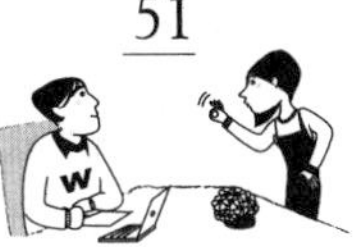

不同階段常見的困擾

在成長的過程中，我們都要不斷地迎接各種學習和挑戰。對於成人ADHD來說，隨著年齡增長，也會逐一面臨到不同的考驗。

學業問題

有許多患者是在進入大學之後，才發現自己有ADHD。因為中小學時代雖然有ADHD症狀，但由於學校老師和爸媽隨時在一旁盯著，再加上這個時期的生活很結構化，至少每天都可以準時到校、交功課、考前復習，不至於太離譜。到了大學階段，生活起居比較自由，課程的安排有較多彈性，不再有結構化、有人督導的生活，這時候，ADHD症狀造成的障礙往往就清楚地突顯出來。

如果是離家到外縣市念書，混亂的情況將會更嚴重。例如上課遲到、懶得上課；早該要收集資料的期中報告，到期末還遲遲交不出來，甚至根本還沒開始寫；沒辦法讀完教授指定的教科書章節；小組討論的作業沒有完成，甚至還忘記約定討論的時間；作息不正常，因為賴床或睡過頭而缺課；該洗的衣服堆積如山而被室友抱怨等。

這類問題如果一再累積和惡化，甚至有可能演變成休學或被退學，面臨學業中斷的處境。

兵役問題

ADHD患者是否要當兵？因為每位個案的情況並不相同，軍方會仔細評估個案狀況之後再做決定。一般來說，成人ADHD當兵是沒有問題的，但是他們丟三落四的迷糊個性，如果長官不瞭解，以為他是故意抗命或搗蛋，可能會遭受到責備和處罰。

目前軍方每個部隊都有精神科醫師進駐，只要拿著醫院的診斷書報到，確認沒有憂鬱症或其他嚴重的情緒障礙，通常還是可以入伍。這份診斷書可以幫助軍方了解他的ADHD狀況，在溝通和下達命令時，特別加強注意。

工作問題

前面我們已經提到過成人ADHD在工作場合經常出現的問題，包括開會不耐久坐、粗心大意容易犯錯、經常遲到、延交報告、時間管理有問題、工作效率差、與人溝通不良、常常換工作和換老闆等。

不過ADHD也有不少優點，例如坦率直接、沒有心

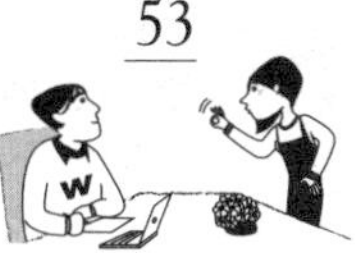

醫｜學｜小｜常｜識

成人ADHD的兵役準備檢查表

□兵役前的體檢階段

- 是否有殘障手冊？
- 是否有醫師診斷證明書、就醫紀錄、在學輔導紀錄？

□準備當兵

- 備齊上述資料以利爭取權益，例如是否可以免役或服替代役。

□下部隊

- 主動向部隊輔導長、心理輔導官報告病情，互相溝通討論。

機、活潑好動、熱心助人、講義氣、喜歡打抱不平、愛講話所以很容易交朋友、興趣廣泛、少根筋的樂天派等。只要找到適合志趣的工作，他們就能夠發揮所長，甚至過度投入成為工作狂。

一般來說，他們不喜歡靜態的文書工作，比較適合從事創意、業務方面的職務，因為他有很多點子和想法，也喜歡到處跑來跑去，開朗熱情地跟人聊天，交朋友之餘也得到許多資訊和刺激，對於創意開發和業務拓展相當有助益。

此外，ADHD的注意力有選擇性，有些人會對某個事物特別感興趣，例如機械、玩具、設計、科學研究等，再加上精力旺盛的特質，只要碰到他覺得新奇的、好玩的、有挑戰性的、可以帶來成就感的工作，他們就會非常熱情地全心投入，樂在其中。

例如有些設計師、工程師和科學家，一旦發現自己熱愛的領域，就變成工作狂，必要的時候可以廢寢忘食，每天只睡兩、三個小時，堅持要把工作完成，不久很快又冒出新點子，不停的追求創新。或許就是因為他們具有分散性專注力的特質，才有辦法如此執著於自己所愛，找到的主題與主流不同也無所謂，可以不在乎世俗眼光，不計較

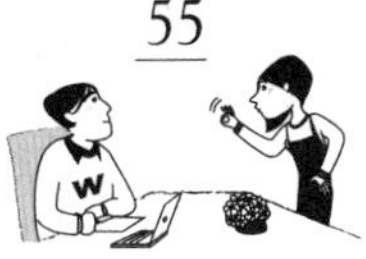

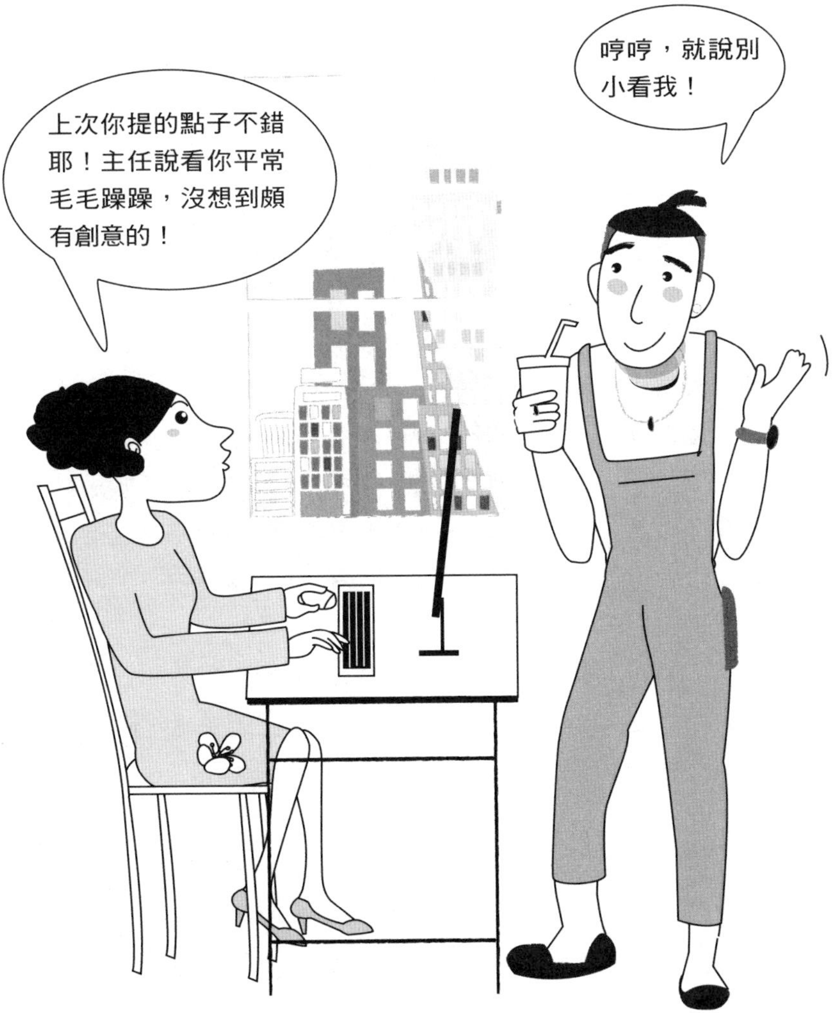

上次你提的點子不錯
耶！主任說看你平常
毛毛躁躁，沒想到頗
有創意的！

哼哼，就說別
小看我！

現實的利害得失，為了自己的熱情而努力不懈。這樣的成人ADHD，還真是相當可愛呢！

兩性交往與婚姻問題

跟其他的精神疾患比較起來，成人ADHD在談戀愛的初期是沒有太多問題的，因為他們活潑開朗、熱心助人、說話風趣、勇於告白，很容易交到男女朋友。問題在於如何維繫穩定而親密的關係。

剛開始交往的時候，他們是很有趣的戀人，可是一段時間之後，對方發現他們很沒耐心、容易遲到、無法專心聽人說話、交待的事老是忘記、需要幫忙的時候找不到人、生活習慣不佳、喜歡開快車、個性很迷糊……，可能就會讓對方萌生退意。

尤其等到結婚生小孩之後，柴米油鹽醬醋茶的日常雜事更多，更可能為了忘記付帳單、做事虎頭蛇尾、照顧孩子很恍神等事情而爭吵，為婚姻生活埋下陰影。

總而言之，成人ADHD患者的成長過程相當辛苦，但他們也有可愛的一面。從負面來看，他們專注力不佳、容易分心、缺乏耐性、粗心散漫、做事虎頭蛇尾、有始無

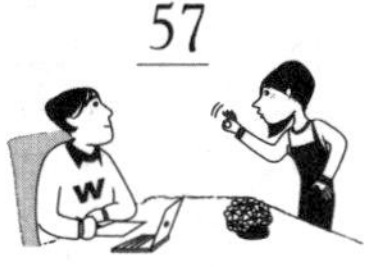

終、丟三落四、忘東忘西、心不在焉、恍神、處事亂無章法，讓自己和身邊的人都倍感頭痛；但是從正面來看，他們創意十足、熱情洋溢、活力充沛、開朗活潑、單純沒有心機。換句簡單的話說，就是他們是蠻好的思想家，卻是糟糕的執行家。

幸運的是，ADHD是可以治療的。只要提升專注力，落實執行力，他們可以活出美好天賦，有著精彩陽光的人生。

成人ADHD患者在小時候的症狀一直被忽略，所以成長過程非常辛苦。如果父母能夠及早發現孩子的症狀，親子之間就可以少走很多冤枉路。

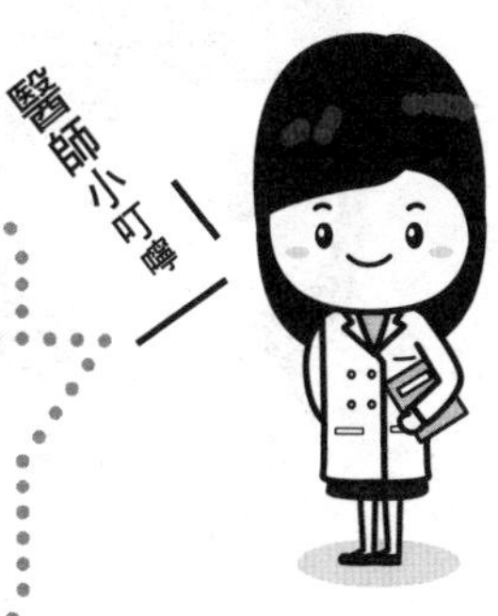

【第二章】

成人ADHD的診斷與成因

ADHD是大腦異常且一出生就有症狀的早發型疾病，
成人ADHD在進行診斷時，
一定要回溯孩童期病史。

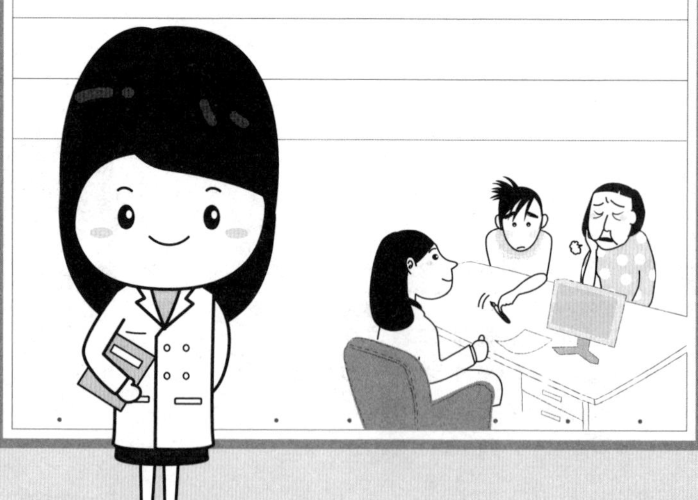

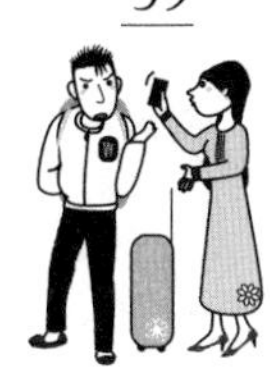

成人ADHD的求診動機

最近幾年來，成人ADHD的求診人數逐漸增加，讓醫界和社會逐漸注意到這個議題。

為什麼患者會主動求診呢？通常是在生活上遇到了難題。報章媒體也刊載著各式各樣的例子，不勝枚舉。

例如有一位壞脾氣的公車司機，經常闖紅燈、開快車、亂按喇叭、過站不停，還會因為不耐煩乘客動作慢吞吞而跟乘客吵架，屢被公司記過卻一直改不過來，經過診斷才發現他有ADHD。

又例如一位年輕的上班族，短短兩年內就遺失了十幾張信用卡和提款卡，其餘的迷糊事蹟更是不計其數。他自己覺得不太對勁，求診之後才恍然大悟原來是ADHD惹的禍。

一般來說，成人ADHD多半是患者主動求診，但也有部分是在男女朋友、家人或同事上司的強力要求之下前來看診。我們先來看看下列兩則個案。

【被太太逼來就診的中年丈夫】

羅先生是被太太帶來就診的。因為他的個性非常急躁，每次全家一起看電視，他就握著遙控器一直轉台，大家抗議也不管；出門去玩，他總是自顧自的一直往前衝，從不會停下腳步等待老婆孩子；有一次去爬山，大家才爬到一半，他已經跨著大步從山頂下來了，急匆匆催促大家往回走，因為他不耐煩一個人在山上等待。

羅太太傷心地說，自從結婚之後，這類的大小衝突就不斷發生。答應的事情總是忘記，責備他兩句，他就大發脾氣；每次想要跟他好好溝通，他卻心不在焉，一邊玩手機一邊看電視，或者很快就不耐煩地岔題，讓她氣到不想講下去；但他有時候又講話講個不停，噓寒問暖，什麼事都熱心提供建議，讓她啼笑皆非。

更傷腦筋的是，羅先生沒有金錢觀念，雖然月入近二十萬，但是看到任何新的3C產品就要買，經常透支。將近五十坪的房子，到處堆滿他的東西，像腫瘤一樣四處蔓延，完全失去了居家品質。

經過長時間的爭吵之後，羅太太發出最後通牒：「我再也受不了，你比孩子還難照顧。如果你再不改善，我們就離婚。」先生嚇了一跳，只好乖乖跟著她到醫院報到。

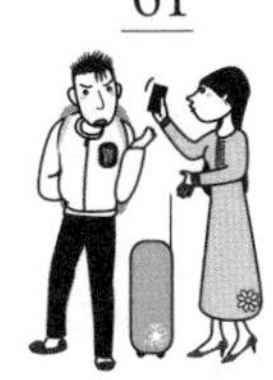

【主動求診的大學生】

啟新是在就讀大三時來看診的。他的智商很高，但從小就沒辦法專心坐下來讀書，椅子好像針氈一樣，坐沒幾分鐘就站起來到處走動。媽媽只好叫他拿著課本，在家裡邊走邊唸，一本讀完再換另一本。媽媽就陪在他旁邊，順便幫忙收拾。

這個方法還不錯，從小學開始，媽媽就每天花三、四個小時陪公子讀書和做功課，果真讓啟新一路順利完成高中學業，考進臺大。

媽媽一再叮嚀他，上大學就是成年了，以後一切都要靠自己，他信誓旦旦地說沒問題。搬進宿舍後，媽媽每天打電話給他，關心上課狀況。剛開始，他都興高采烈地描述大學生活多麼有趣，但之後他開始不接電話，即使接了也很不耐煩，勉強應答，讓媽媽不由得擔心。

果然，到了學期末，他的成績並不理想，又經常遲到，好幾科瀕臨及格邊緣。下學期的情況更糟糕，他老是記錯上課時間、作業也沒辦法準時交，有幾科被當，跟室友和一些同學的相處也有困難。

媽媽當機立斷，提早退休，在學校附近租房子跟他同住，繼續陪讀。有媽媽盯緊生活起居，他的上課情況大為改善，再也不會輕易翹課或忘記上課，但是教授指定的課程作業，媽媽可就幫不上忙。啟新並不是不想認真，只是他每次上網查資料，就不知不覺花了許多時間在網路上，沉迷於各種論壇、聊天室和遊戲，漸漸荒廢課業。到了學期末，仍然拖拖拉拉，看起來好像非常忙碌坐在書桌前，但就是無法集中專注力寫出報告。

他勉強撐到大三，因為兩次被二一，面臨了被退學的命運。

媽媽看到啟新的認真和無奈，所以並沒有責備他，反倒是啟新警覺到自己的專注力好像有問題，明明知道一定要做的事，目標很明顯，卻越行越遠，精神莫名其妙就渙散了，這種力不從心的感覺，真的讓他很苦惱，因此決定主動求診。

經過診斷和治療之後，啟新順利重考進入另一所國立大學，在完成大一課程後就中斷治療。沒想到將近一年之後，他再度面臨被二一的處境，由媽媽陪同再次就診。這次經過規則而持續的長時間治療，他終於順利念完大學，也考上研究所，往自己的專業學習之路邁進。

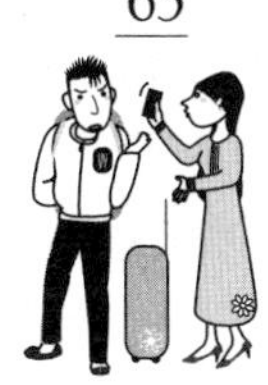

成人ADHD的國際診斷準則

目前國內的精神醫學界，多半採用美國精神醫學會的《精神疾病診斷與統計手冊》第五版（*The Diagnostic and Statistical Manual of Mental Disorders,* DSM-5），作為注意力不足過動症的診斷根據。它的診斷準則簡述如下：

（一）具干擾功能或發展的持續注意力不足及（或）過動／衝動。

1. **不專注。**至少持續六個月有下列六項（或更多）症狀，到達不符合發展階段且對社會及學業／職業活動造成直接負面影響。

※青少年與成人（滿十七歲以上）至少要有五項症狀。

（1）經常無法仔細注意細節或者在寫功課、工作或其他活動時，容易粗心犯錯。（如漏看或漏掉細節、做事不精確）

（2）工作或遊戲時難以持續專注力。（如在上課、談話或長時間閱讀時難以維持專注）

（3）直接對話時，常好像沒在聽。（好像心在別

處，即使無任何的分心事物）

（4）經常無法遵循指示而無法完成學校功課、家事或工作的責任。（如開始工作後很快失焦且容易分心）

（5）經常難以組織規劃工作與活動。（如難以處理接續性的工作；難以維持有序的擺放物品及所有物；工作亂七八糟、缺乏組織能力；時間管理不良；無法準時交件）

（6）經常逃避、討厭或不願做需要持久心力的事情。（如學齡期的學校功課或家庭作業；青少年與成人期的準備報告、完成表格填寫、看長篇文件）

（7）經常遺失工作或活動所需的東西。（如學業要用的東西、筆、書、工具、錢包、鑰匙、作業簿、眼鏡、手機）

（8）經常容易受外在刺激而分心。（青少年與成人可包括發呆、想不相關的內容）

（9）在日常生活中常忘東忘西。（如做家事、跑腿；青少年和成人時則還有忘記回電話、付帳單、邀約或約會）

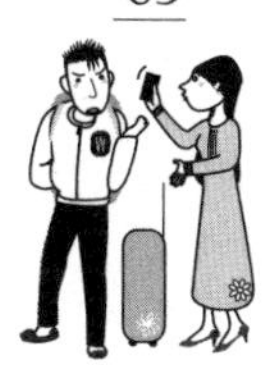

2. **過動／衝動**：至少持續六個月有下列六項（或更多）症狀，到達不符合發展階段且對社交及學術／職業活動造成直接負面影響。

※青少年與成人（滿十七歲以上）至少須有五項症狀。

（1）經常手腳不停的動或輕敲／踏，或者在座位上蠕動。

（2）經常在該維持安坐時離席。（如在教室、辦公室、其他工作場所或是其他應留在其位置的情境中離開他的位置）

（3）經常在不宜跑或爬的場所跑或爬。（※青少年與成人可能只有坐不住的感覺）

（4）經常無法安靜地玩或從事休閒活動。

（5）經常處在活躍的狀態，好像被馬達驅使般的行動。（如無法在餐廳、會議中長時間安坐或是久坐不動會覺得不安適；別人感到他坐立不安或覺得難以跟上他的動作）

（6）經常話多。

（7）經常在問題尚未講完時衝口說出答案。（如說出別人要講的話；在會話過程中不能等待

輪流說話）

（8）經常難以等待排序。（如排隊時）

（9）經常打斷或侵擾他人進行的活動。（如在會話交談、遊戲或活動時貿然介入；沒有詢問或得到許可就動用別人的東西；青少年與成人可能會侵擾或搶接別人正在做的事情）

（二）十二歲前就有數種不專注或過動／衝動的症狀。

（三）數種不專注或過動／衝動的症狀，表現在兩種或更多的情境中。（如在家、學校或上班時；與朋友或親戚在一起時；在其他的活動中）

（四）有明顯證據顯示症狀干擾或降低社交、學業或職業功能的品質。

（五）這些症狀不是單獨出現於思覺失調症或其他的精神病症，但無法以另一精神障礙症（如情緒障礙症、焦慮症、解離症、人格障礙、物質中毒或戒斷）做更好的解釋。

※在診斷時可以加註：

（一）ADHD **亞型：**

1. 混合表現型

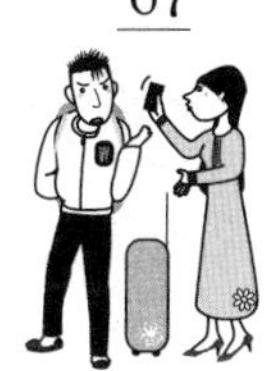

2. 不專注主顯型

3. 過動／衝動主顯型

（二）特別註明：

- 部分緩解：曾經完全符合診斷準則，而在過去六個月中，症狀數量較診斷準則少，但症狀仍然導致社會、學業或職業功能減損之狀態。

（三）註明目前的嚴重度：

- 輕度：症狀數量僅略微超過足以診斷的準則，且僅導致少部分社交、學業或職業功能減損。
- 中度：症狀或功能減損介於輕度與重度之間。
- 重度：症狀數量遠超過診斷所需的準則，或是存在特別嚴重的數種症狀，或是症狀造成顯著的社會或職業功能減損。

成人ADHD的三種亞型

ADHD是一群具有多種專注力障礙、過動（包括大小肢體動作、話講個不停）、認知、情緒及行為衝動的兒童、青少年和成人，這群人雖然行為表現環繞著不專注、過動／衝動兩大核心症狀，卻會因為其他人格特質、成長過程多種環境塑造因子及各核心症狀的障礙程度不一，而有各式各樣的ADHD患者表現。若不是相當有經驗的醫師，並不容易做出正確的診斷。

ADHD的診斷準則基本上包含三種亞型：混合表現型、不專注主顯型、過動／衝動主顯型。這三種類型的人數比例會隨著年齡而發生變化。（如圖二）

〔圖二〕兒童與成人ADHD三種亞型的人口比例

	兒童	成人
混合表現型	約55%~65%	約30%~40%
不專注主顯型	約30%~40%	約50%~60%
過動／衝動主顯型	約10%	約5%

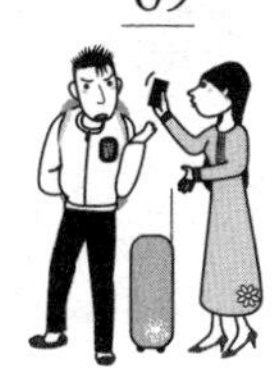

根據統計，在兒童時期以「混合表現型」最多，約占五成五到六成五。但是到了成年期的比例就明顯降低，大約佔三成到四成。

「混合表現型」就是兼具注意力不足和過動／衝動兩大類，他們的行為特徵在第一章中已經加以描述。由於靜不下來又愛亂講話，虎頭蛇尾又缺乏耐心，很容易放棄困難的工作，沉溺於感官性的遊戲或電玩，或因為貪快求快而發生車禍、一時衝動而亂買東西，除了影響學業和工作表現之外，人際關係和經濟狀況也可能出問題。

「不專注主顯型」也通稱為ADD（Attention-Deficit Disorder），它的人口比例在兒童期只占三成到四成，但是到了成年期卻上升到超過五成以上，主要影響學業，工作及日常生活社會功能表現。

ADD因為過動／衝動的症狀種類較少或較不明顯而看不出來，例如小時候有點坐不住，長大之後變成坐著時內心靜不下來，但外表可能很安靜，別人只是覺得他們很懶散，動作慢吞吞又漫不經心，缺乏成就動機，好像不知道自己在做什麼，整天在幻想和發呆。他們的智能正常，卻無法專心做好一件事，老是拖拖拉拉或半途而廢。由於專注力無法持續，很容易閃神和分心，小時候的學業成績可能就受影響，長大後的工作也常在狀況外，動作慢，難以跟上同事們的步調，經常被提醒和指責，自信心受到打擊，容易出現焦慮、憂鬱的情緒。

至於「過動／衝動主顯型」比例較少，兒童期只占一成左右，長大後更降低到大約5%。他們專注力的問題不太嚴重，卻老是坐不住，成天亂動、愛講話、對新鮮事物好奇、愛冒險、不遵守規範、個性叛逆。別人靠右邊走，他偏偏要靠左邊；別人都好好走路，他卻偏要跑跑跳跳、橫衝直撞。他們比較容易違抗命令、與人發生口角或衝突、受到誘惑而嘗試香菸和上癮藥物，或為了朋友義氣和替人打抱不平而違規犯法等。

成人ADHD的診斷流程

通常由兒童青少年精神科醫師來進行

ADHD的診斷需要一連串的臨床會談、行為觀察與測量。由於ADHD是早發型的精神疾病，是兒童青少年精神科臨床訓練的主要疾病，傳統上都是由兒青精神科醫師來進行診斷與評估。這對於成人ADHD患者來說，剛開始走進診間難免有點尷尬。

有一位患者提到，當她第一次在兒童心智科候診時，一位家長熱心跟她攀談，問：「咦，妳家小朋友呢？多大了？是什麼狀況？」她不太好意思地回答：「是我自己要看診啦。」對方立刻流露出訝異的表情。

目前國內有些醫院（包括臺大醫院）已經開設「成人注意力不足過動特別門診」，以鼓勵懷疑自己有成人ADHD傾向者就醫。相信不久的將來，針對成人ADHD的門診資源將會越來越普遍。

不過，由於ADHD的診療是兒童心智（精神）科的主要專業訓練，ADHD孩子也是其主要的臨床服務對象，加上診斷ADHD一定要回溯到兒童期是否出現明顯症狀，所以，目前對成人ADHD的診斷還是由兒童精神科醫師來進行，這是最專業且適宜的。大家不妨放下心理的罣礙，生活上遇到困難或障礙就要盡快就醫，及早找出問題的癥結，讓生活早日走上健康的軌道。

回溯孩童期病史

成人ADHD的診斷一定要回溯早期病史，從何時開始出現注意力不足和過動症狀？曾經有過哪些行為表現？根據DSM-5的診斷標準，至少要在十二歲之前就出現某些明顯症狀，才算是典型的成人ADHD。

在兒童ADHD的診斷過程中，醫師會請父母和老師提供一些長期的多情境觀察報告，這些資訊非常重要，尤其老師在班上要面對那麼多學生，等於有了一個現成的比較基準和常模，某位孩子若表現得跟其他孩子不太一樣，有一些特殊的行為症狀，老師很容易可以觀察出來。

至於成人ADHD在進行臨床會談時，通常只能依靠求診者自己的主訴症狀，以及他對於童年的主觀回憶和陳述。由於當局者迷，可能小時候有很多狀況，老師和父母已經快抓狂了，他自己卻沒有意識到。這樣的資料難免不足，或有所偏差。

如果可能，醫師也會希望得到更多的客觀資料。父母

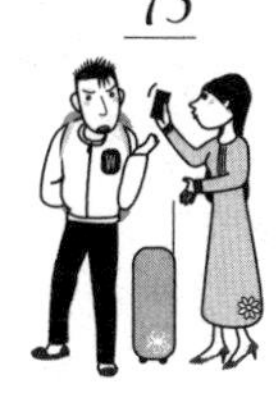

是最好的人選，因為事隔多年，小學老師可能早已忘了他當初在學的狀況。如果父母可以一起前來，從觀察的角度提供一些資訊，醫師就可以更加確定求診者小時候的行為特徵。

能從父母或師長那兒得到童年時的行為資料當然是最好的理想狀況，但實際上這些患者之所以直到成年才來就診有可能是本身的能力不錯，父母當時沒有ADHD的概念，只是覺得養孩子怎麼如此辛苦，但仍給予適當的支持，再加上遇到好老師，讓孩子一直在和善的環境中長大，直到離家上大學或在社會工作，沒有清楚的結構化環境及爸媽的協助，才突顯出他的問題和困難。也有可能是小時候的症狀被父母忽略了，或許父母忙著工作，早出晚歸，跟孩子相處機會不多，或者家庭有特殊狀況，父母無法經常在身邊照顧、隔代教養等。再加上時間久遠，很多細節父母可能早已想不起來，或者記憶上片片段段甚至扭曲，產生過度誇大或過度美化的傾向。

此外，有些求診者和父母家人的關係不好，不願意讓家人知道自己來看醫師，或者父母已經年老、不方便出門、失智或過世了。所以關於童年狀況的資訊，往往還是只能依靠求診者的主觀描述。

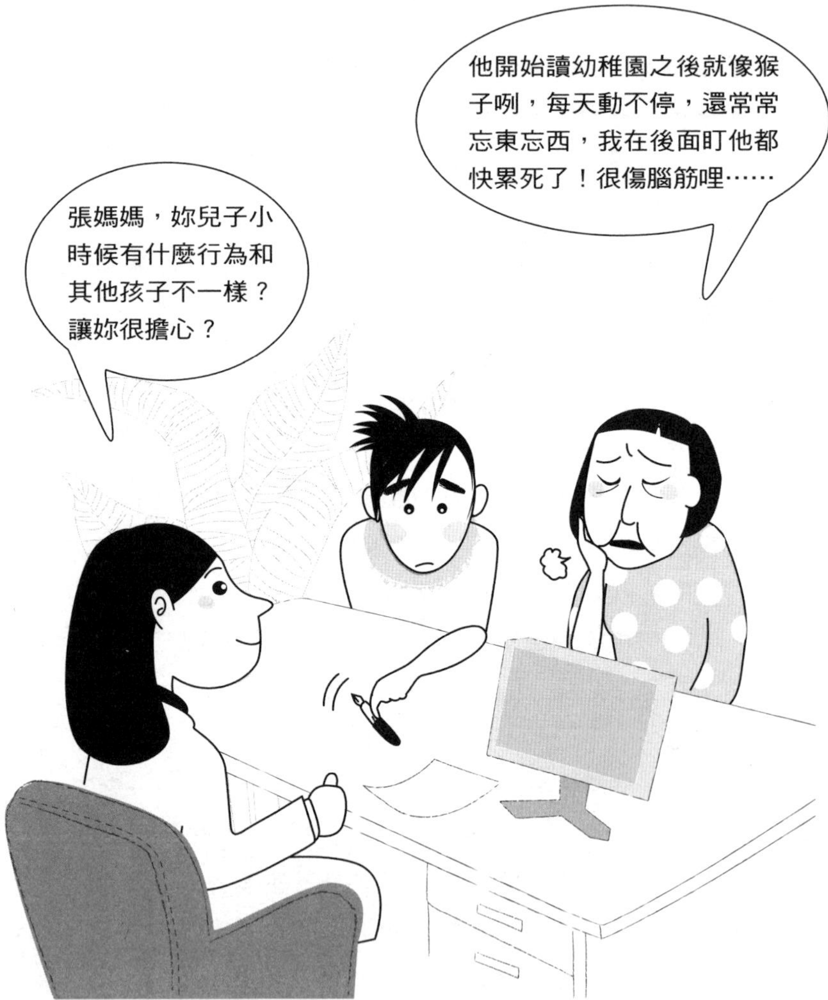
張媽媽，妳兒子小時候有什麼行為和其他孩子不一樣？讓妳很擔心？
他開始讀幼稚園之後就像猴子咧，每天動不停，還常常忘東忘西，我在後面盯他都快累死了！很傷腦筋哩……

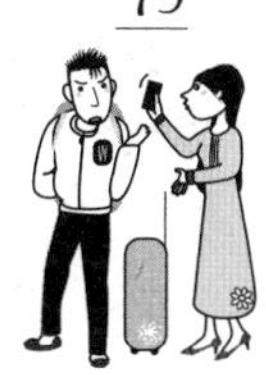

輔助臨床診斷的工具

在門診會談的時候，醫師除了經由會談獲得資料和直接的行為觀察之外，有時候也會運用一些問卷以獲得過去及現在的ADHD核心症狀及副症狀的資料以協助評估。

最簡單且常用的方式之一，就是填寫十八題「ADHD成人自填量表」（Adult ADHD Self-Report Scale, ASRS）」（內容請見附錄一），大約只需花費五分鐘就可完成，所得分數可以提供給醫師作為診斷的參考。其他標準化具常模的中文版問卷如成人自填量表（Adult Self-Report Scale Inventory; ASRI），以及各種評量表，如 ADHD評量表-四 （ 成人版 ）（ADHD Rating Scale-IV, adult adaptation）、 Barkley版「目前症狀量表」（Barkley's Current Symptom Scale）、 Wender Utah 評量表（Wender Utah Rating Scale）、 Conners 成人 ADHD 評量表（Conners Adult ADHD Rating Scales）、Brown 成人ADD 量表（Brown Adult ADD Scale） 等，都是可運用的輔助工具。

此外，針對比較複雜的個案，必要時也可以透過一些神經心理學的測驗，以進一步確認求診者的注意力障礙和各種認知功能，例如電腦化持續性注意力測驗（Conners' Continuous Performance Test , CPT）、抑制反應測驗、工作記憶測驗、視覺記憶測驗、組織能力測驗等。不過，以上各式評量表和神經心理學測驗多半是基於研究用途，一般門診臨床診斷並不需要使用。

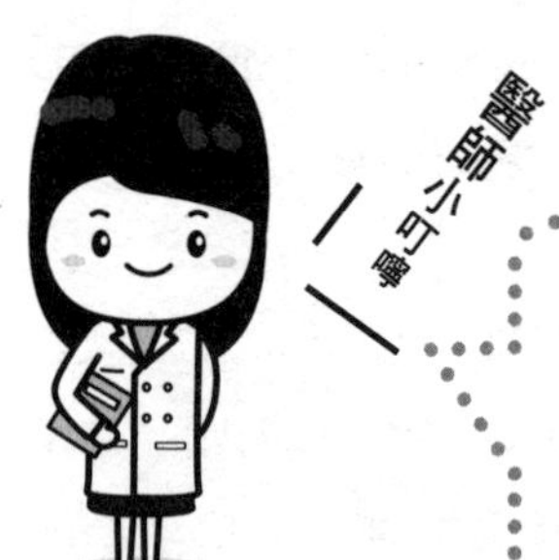

ADHD的診斷並不容易，需要專業的精神科醫師來進行。如果懷疑自己或家人可能有ADHD的傾向，最好盡早求診喔！

診斷的困難

精神疾病並不像是高血壓或糖尿病等生理疾病，可以透過簡易的抽血驗尿或科學儀器來加以檢查，所以在臨床診斷上必須透過反覆的會談、觀察和收集各方資訊，才能夠確認。每一種精神疾病在診斷上都可能遇到一些曖昧模糊或困難之處。以成人ADHD來說，比較常見的複雜狀況如下。

無孩童期病史，但目前卻有成人ADHD症狀

ADHD是早發型的兒童精神疾病，DSM-Ⅳ診斷準則要求在七歲以前出現症狀，DSM-5的診斷標準雖然放寬，也載明必須在十二歲之前出現明顯症狀。然而，若求診者本人和身邊親友都不能確定他小時候是否有ADHD的行為表現，甚至認定是國中或高中才開始出現，但目前看起來又確實有明顯症狀，這樣的案例就比較難依據DSM-5或是傳統的ADHD診斷概念來加以確診。

例如有一位已成年的求診個案，小學時的功課不錯，上課表現也算正常，並沒有出現上課坐不住、作業拖拖拉拉寫不完的情形，到了國中階段卻開始出現不專心、過動、翹課、打架的現象。當時他自己和父母都認為那是青春期的叛逆，直到二十多歲都還無法改善，才想到要來就診。

根據這些描述，已經超過「十二歲之前需有明顯症狀」的診斷標準。他的行為困擾是否因為ADHD所造成？或有其他的病理因素？還是因為國中階段行為出現偏差，沒有動機讀書，才導致上課不專心？……這些情況都需要更仔細地多方面檢查和評估。

患者陷於失能的生活型態而無法診斷

有些患者可能小時候就有明顯的ADHD問題，卻沒有機會接受治療和輔導，若再加上管教不當或冷漠疏忽的父母、嚴厲體罰的老師、不友善的校園環境，激起患者挫敗感和叛逆對抗的態度，讓他開始出現更多偏差行為，曠課、頂嘴、打架、加入幫派、酗酒或使用毒品藥物、輟學、翹家、失業、違規犯法等，最後甚至導致身體傷殘或身陷囹圄。這時候，他的狀況變得非常複雜，已經不是ADHD可以解釋的。

還有一些患者是心理上的失能。ADHD症狀雖然會造成一些生活上的困擾和障礙，但大多數患者還是可以

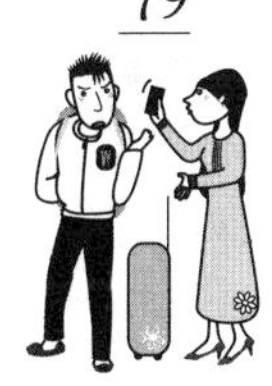

求學、上班、交朋友、談戀愛，過著跟一般人差不多的生活，只是各方面表現不盡理想；然而，有很少數的患者卻變得極度消極退縮，沒有辦法扮演好每個年紀階段應該有的角色，例如該到學校念書，或該進入社會工作，他卻沒辦法做到，整天只能賴在家裡，上網玩電腦或睡覺，日復一日，一事無成。家人一再勸說或責罵都沒有用，他就是不知道自己可以做什麼，找不到工作，也不想工作，對生活沒有期待且缺乏改變的欲望，慢慢變成社會上的「邊緣人」。

這些人很可能是成人ADHD，但這樣的失能狀況卻不完全只是ADHD所造成，可能是在各個成長階段接續出現不利的環境因子，和ADHD交互作用下而出現嚴重的失能情況，在診斷上也較困難。

成人ADHD併有其他精神疾病

成人ADHD若與其他精神疾病有共病現象，不同的症狀容易重疊或相互干擾，造成診斷上的困難。尤其，當其他精神疾病的特徵症狀表現比較強烈而明顯時，成人ADHD的症狀就可能被忽略或掩蓋。

例如有時候在診治憂鬱症或焦慮症患者時，發現使用傳統的藥物及認知行為心理治療方式卻效果不佳，沒有進步，重新評估是否診斷有誤，才發現是因為成人ADHD所導致。當ADHD的症狀改善之後，整體的治療效果才明顯呈現出來。

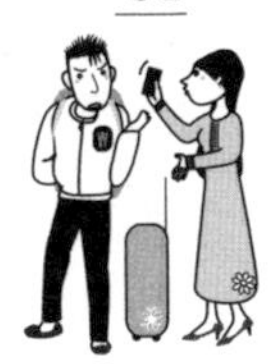

成人ADHD常見的共病

學習困難

學習障礙與ADHD共病的情形相當常見，往往讓這些本來就很難專心的孩子，在學習上碰到更大的挫折與困難。尤其到了高等教育階段，障礙會更明顯，因而影響到學習成就。

這類患者往往連高中都很困難順利讀完，即使目前在臺灣，每個年輕人都可以上大學，患者也可能會多花幾年才能讀完。在臺灣這樣重視學歷的社會，父母都會傾向要求他們完成學業，所以大多數成人ADHD在臺灣仍可以有大學學歷。要改善學習障礙，除了藥物治療外，也需要特殊教育的配合，以及考慮技職教育，習得一技之長，這類ADHD患者就不至於因為學習困難而影響其生活機能。

憂鬱症

成人ADHD罹患憂鬱症的機率（10%～20%）比一般人高出。許多患者是到醫院治療憂鬱症時，才被醫師發現有ADHD。

憂鬱症除了體質的因素外，生活事件、壓力及環境因素也占有相當大的原因，所以有些樂天派的ADHD比較不容易有憂鬱症。我有一名個案就是如此，他從小就很迷糊，每天開開心心上學，跟同學打打鬧鬧、嘻嘻哈哈，只要書包沒搞丟、聯絡簿記得帶回家、上課不要惹火老師，爸媽就覺得一切OK，從不強求他有好成績，讓他在和樂輕鬆的家庭氣氛中長大。成年後，他對生活也沒有太多要求，工作時快樂出門，下班後平安回家，雖然ADHD症狀還不少，但吃飽睡足，每天都過得很開心。

另一位個案卻剛好相反，從小被媽媽一直罵到大，讓他覺得自己很沒用。他一直在吃抗憂鬱的藥，工作也斷斷續續不穩定，因為老闆交代的事情他總是忘東忘西，經常搞砸。他現在已經四十多歲，還是三天兩頭被媽媽數落。

他的女兒進小學後，居然也有一樣的問題，成天丟三落四，無法專心。他帶著女兒來求診，赫然發現父女兩人都是ADHD。

直到這時，個案的媽媽才知道，原來兒子從小到大的迷糊事都是ADHD惹的禍。媽媽不再怪罪和嘮叨他，鼓勵他和女兒一起接受治療，當ADHD的症狀改善之後，憂鬱的情緒也大大降低。

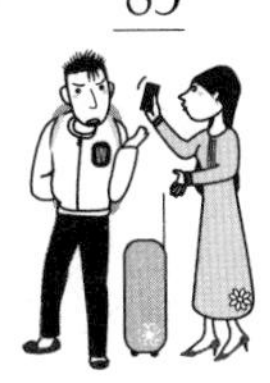

臨床的觀察，有一些個案一到國三、高三或是上大學後，功課壓力大，憂鬱症就復發，抗鬱劑加上治療ADHD的藥物，以及心理治療，才能協助他們度過難關。

焦慮症

成人ADHD也有較高比例（20%～40%）的焦慮症和強迫症傾向。因為他們從小就常被罵甚至被處罰，長期下來，對自己丟三落四的狀況感到很緊張，變成每次出門前都很不放心，要一再翻來覆去檢查包包和皮夾，確認手機、鑰匙、證件有沒有帶齊，很害怕自己又迷糊出錯，或讓家人失望，會更強化他的不安情緒。

而在工作上，若因為一再拖延而影響考績和升遷，或得罪老闆和客戶，也會讓他們的焦慮情緒大幅飆升，有人甚至會有心悸、過度換氣、恐慌、快要暈倒的感覺。若出現明顯焦慮症狀，會考慮處方抗焦慮劑及心理行為治療。

躁鬱症

有報告指出ADHD患者有較高的機率（5%～10%）罹患躁鬱症。尤其過動／衝動的症狀跟躁症發作時有點相似，都有活動量大、精力旺盛、思路不絕、話多、容易分心、情緒不穩定的表現。這兩者之間的症狀必須仔細加以區辨。基本上，ADHD患者的上述症狀是從小持續存在，不會隨時隨地有大變化。而躁症患者未發病時不會有這些症狀，只在發病時一陣一陣間斷性出現，還會有情緒高昂、過度自信、樂觀、誇大、熱心參與各種活動、增加興趣（社交、買東西、性等等），即使睡眠減少，仍然精力旺盛。反觀ADHD患者，相對而言是低自尊、需要睡眠，白天若無聊，一不專心就會打瞌睡。不會額外增加不顧後果的活動。ADHD患者出現躁症時，需先治療躁症，病情穩定之後，再和醫師討論針對ADHD的治療。

物質濫用與依賴

ADHD由於衝動與好奇，可能比一般人更早更容易受到誘惑而嘗試抽菸、喝酒或使用非法物質。如果他們在家庭或學校裡一再遭受到指責和排斥，累積許多挫折感和孤獨感，沒有辦法適當的抒發，加上同儕影響，環境容易取得這些物質，就容易變成物質濫用及依賴，讓問題更加複雜。物質使用的成因、診斷、治療和後果複雜，故不在本書討論。

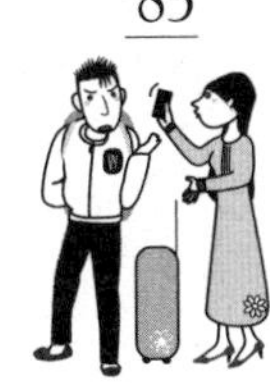

反社會人格障礙

有些ADHD很容易在青春期出現叛逆行為或品行方面的問題，因為學業上沒有成就，同學們覺得他很粗魯白目又不守規矩，老師不喜歡他老愛作怪和頂嘴，父母也不曉得該怎麼辦，這些排斥的力量會不知不覺把他從家庭和校園推出去，這時候，如果有一群人，比如黑道或幫派，願意接納他，就有可能會造成他價值觀的偏差，而做出違反社會倫理規範或法律的問題行為。

自閉症類群障礙

根據臨床統計，ADHD伴隨自閉症的比例少，但自閉症和亞斯伯格症卻有40%以上的機率會出現ADHD症狀。

當自閉症和ADHD同時存在時，社交溝通及社會互動障礙會更明顯，且出現固定興趣和重複行為，但每位患者的嚴重程度不一。有些人的主要診斷是ADHD，同時伴隨自閉的特質，但尚未嚴重到自閉症的程度；有些人則是確診為自閉症，但同時有專注力不足及過動的問題。

某些亞斯伯格症患者與ADHD很相似，在語言溝通、社交、注意力方面都出現障礙。他們都很愛講話，但ADHD會隨著情境改變話題，亞斯伯格症卻只專注在自己有興趣的話題上，不斷重複；他們都衝動好動、不太理會他人，但是亞斯伯格症患者會迴避與別人眼神接觸。

沉迷上網與3C成癮

成人ADHD很容易分心，喜歡新鮮的事物和刺激，一旦進入網路世界，就很容易沈迷於無邊無際的網海。原本是為了要寫報告找資料，但是一看到有趣的訊息就忍不住點進去，然後又連到另一個網站，網網相連到天邊，很快就把報告和資料的事忘得一乾二淨。

他們也經常沉迷於電玩遊戲。因為專注力無法持續，又缺乏耐心，他們喜歡不用動太多腦筋、簡單不要太複雜、容易上手的遊戲，尤其影音畫面一直在變、充滿聲光效果的刺激、不斷破關和不停上升破紀錄的積分，可以輕易吸引他們的注意力，獲得立即的回饋和成就感，忘記日常生活中的挫折感和煩惱，因此網路和3C產品成癮是成人ADHD需要特別注意的問題。

總結ADHD共病及身心功能損害的情形如圖三。

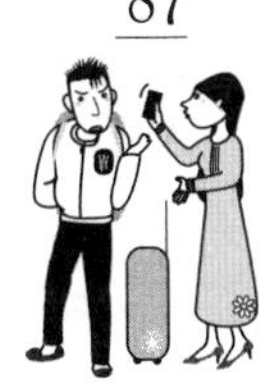

〔圖三〕成人ADHD併有精神疾病及身心社會功能損害之示意圖

衝動控制／人格障礙症
- 對立反抗性障礙症
- 行為規範障礙症
- 反社會性人格異常
- 邊緣型人格異常

睡眠障礙症
- 日夜節律睡醒障礙症
- 阻塞性睡眠呼吸中止
- 白天嗜睡
- 腿部不寧症候群

焦慮症候群
- 廣泛性焦慮症
- 社交焦慮症
- 特定畏懼症
- 恐慌症
- 強迫症

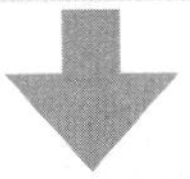

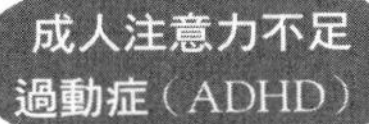

物質使用障礙症
- 酒精濫用／依賴
- 尼古丁濫用／依賴
- 非法物質藥物濫用／依賴

情緒障礙症
- 情緒調節困難
- 憂鬱症
- 輕鬱症
- 躁鬱症

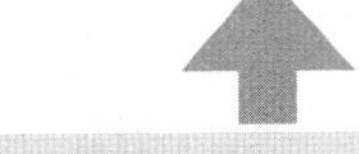

其他障礙：學業和工作表現不佳、網路成癮、意外、受傷、自殺、未計畫懷孕　、人際關係差、婚姻不和、肥胖、高血壓、違規犯法等等

成人ADHD的病因

關於ADHD的成因以及神經心理學功能，我在前一本著作《家有過動兒：幫助ADHD孩子快樂成長》書中已經有詳細的分析，有興趣的讀者可以閱讀參考。在這裡，我只是簡單針對成人ADHD的狀況做一些補充說明，若有興趣了解成人ADHD的腦影像研究發現，請閱讀本書附錄二。

自從1960年代，ADHD被正式的納入精神科診斷以來，已有數以萬計的醫學期刊文章在探討相關的議題。根據大腦影像學的研究顯示，ADHD的核心症狀很可能來自於腦部額葉皮質下迴路、扣帶迴及額葉頂葉神經網絡的功能異常，造成不專心、衝動、坐不住、情緒和動作的控制失調、組織計畫的能力不佳等問題。

至於大腦異常發生的原因，目前並沒有定論，最有可能是基因和環境交互作用造成。有些研究發現，母親懷孕年齡較大、早產、母親在懷孕過程中感染或暴露於一些物質或藥物（例如酒精、尼古丁、古柯鹼）、或是生產時的併發症，都有可能會增加孩子罹患ADHD的機率。但這只是一些機率的統計，仍有超過八成以上的患者是找不出原

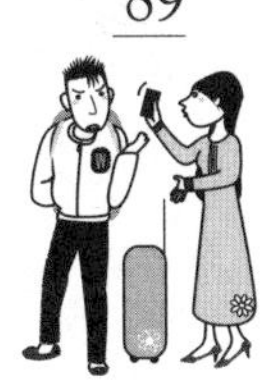

因的。

很多人關心ADHD是否會遺傳？從家族研究可看出，ADHD的父母和手足罹患相同疾病的機率是一般人的二至八倍。從雙胞胎研究來估算ADHD的遺傳率大約是0.6%～0.9%左右，平均遺傳率是0.77%。領養研究也顯示ADHD患童的血緣親戚比領養者有較高比率出現過動症

醫｜學｜小｜常｜識

ADHD的遺傳率

根據研究統計，ADHD的遺傳率如下：

1. 媽媽有ADHD，孩子有ADHD的比例約為14%至38%。
2. 爸爸有ADHD，孩子有ADHD的比例約為15%至45%。
3. 成人ADHD的兄弟姊妹亦出現相同症狀的比例約為20%。

狀。所以，有部分的ADHD可能具有遺傳的特性。

目前分子遺傳學的研究並未確定ADHD是由何種方式遺傳，可能是多種基因的共同作用。過去幾年，臺大醫院的研究團隊已經針對五百多個ADHD家族進行研究追蹤，建立出一套整合基因、臨床、環境、行為、神經心理及大腦影像的資料庫，希望可以早日發現ADHD的遺傳奧祕，並且透過分析藥物基因學和腦部功能間的關係，了解ADHD的病理生理機轉，進而找出更有效的治療方式與預防之道。

總之，ADHD是一種一出生就有的疾病，只不過在嬰兒期和幼兒期時，孩子正在學走路和學說話，比較看不出來，通常要等到進幼稚園或小學之後，必須遵守教室的規範以及透過跟同學們的相處，症狀才比較清楚顯現出來。

至於社會環境（例如學校制度）或家庭心理因素（例如父母的管教方式）並不會導致 ADHD。不過，這些後天因素卻會影響ADHD症狀的嚴重度、持續度、治療效果、長期預後，以及是否會合併引起其他的情緒行為問題，因此，在ADHD的預防和治療上也是非常重要的一環。

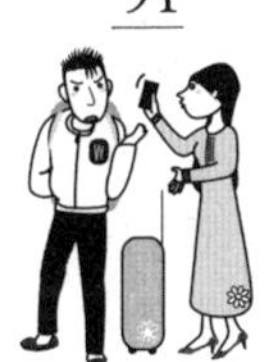

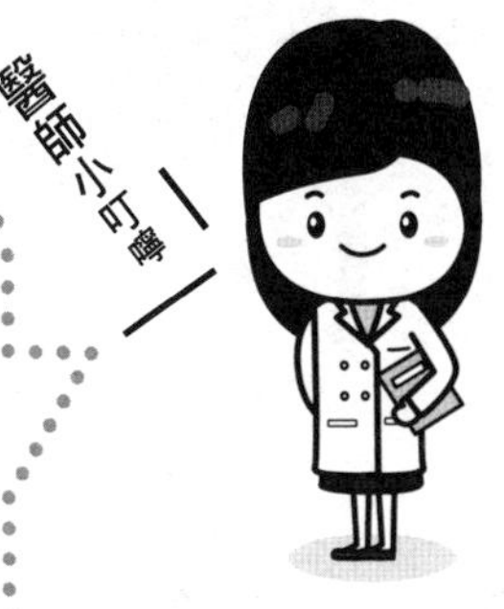

ADHD是一種大腦異常的疾病，患者並不是故意拖拉散漫、粗魯急躁，而是生理上真的有障礙。所以，面對ADHD最好的方式，就是主動尋求診斷和治療，找回專注力，就可以翻轉人生！

【第三章】

成人ADHD的治療

成人ADHD可用藥物與認知行為治療，
即使錯過黃金治療期也有很高的治癒率。

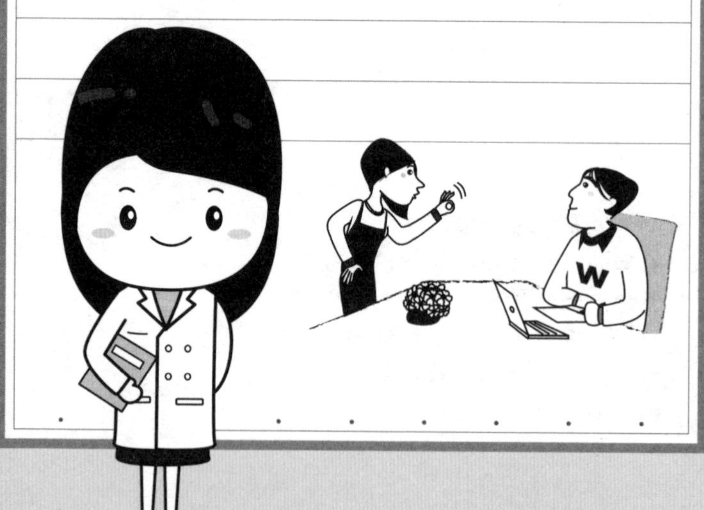

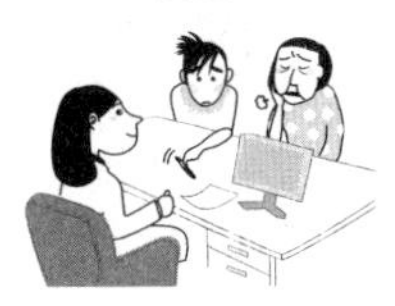

及早發現並接受治療，絕對是最佳策略

成人ADHD確診之後，有些患者會感到擔心惶恐，憂心地問：「所以，我真的有ADHD喔？我的大腦真的有問題嗎？是不是已錯過黃金治療期？可以醫得好嗎？」

不過，有更多的患者卻是恍然大悟，感到如釋重負：「原來這一切真的不是我的錯，而是ADHD惹的禍！」甚至脫口而出說：「我要讓爸媽知道！從小一直怪我、罵我甚至打我，都沒想到要帶我去看醫生！」長期以來對自己的懷疑、懊惱、困惑和自責，終於找到清晰的答案。

無論是哪一種心情，患者接下來最關心的一個問題是：「那要怎麼治療呢？」

ADHD就跟其他疾病一樣，「及早發現、及早治療」絕對是最重要的準則。由於它是屬於早發型的兒童精神疾病，最好的治療黃金期是國小三年級之前，這時候年紀小，症狀還很單純，若及時治療可以避免病情複雜化，並且早期建立良好的學習和生活習慣，培養自信心及責任感，對未來的影響深遠。

當然，對成人ADHD來說，這個黃金期已經錯過了。但是患者和家屬不必太過擔心，因為ADHD的治癒率相當高，所以不論從任何年齡開始治療，都可以看到相當明顯的改善效果。

在介紹治療方法之前，我先以阿敏的個案故事來鼓舞懷疑自己或已確診有ADHD讀者的信心。因為目前是國立大學研究生的阿敏，是在國中二年級才開始接受治療，她不但健康痊癒，還決定發揮所長，以研究ADHD作為未來努力的方向。

【從過動兒到基因影像研究的高材生】

阿敏從小就是一個調皮搗蛋、精力旺盛的女孩，坐沒坐相、站沒站相，在教室裡根本坐不住，也無心上課，身體總是扭來扭去、故意讓桌椅發出嘎嘎聲響、看到任何東西就會分心。小學作業寫不完，國中開始索性不交作業，還常和同學吵鬧打架，莫名其妙拿起別人的東西就往地上摔，或把同學推倒滾下樓梯。其實當時她根本就不知道為什麼自己會這樣，也不是故意的，就是動作大、粗魯，有時是因為無法控制自己的情緒，一言不和就大打出手，她的舉動甚至超過班上幾位較好動頑皮的男生，讓老師傷透

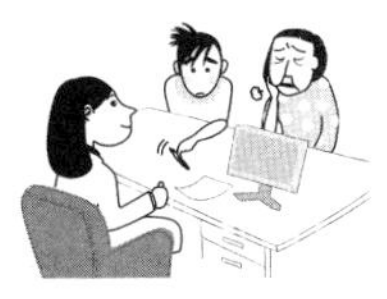

腦筋。

爸媽一天到晚接到學校通知，說阿敏又不守校規、吵鬧打架、破壞東西，心裡又生氣又頭痛。為了讓她可以有一群同儕陪伴並盯著她寫完功課，媽媽在她國小三年級時就毅然辭職，開設安親班。為了幫助她發洩精力，爸媽讓她平日參加桌球隊，假日去劇團裡唱歌跳舞，雖然好動和粗魯稍微改善，但是她回家後還是靜不下心來寫作業。

因此，安親班同學都回家後，她跟媽媽仍然每天都要上演「你追我跑」的戲碼，不是她的手被強迫抓住握筆寫功課，就是媽媽盛怒之下把作業簿摔到地上。原本只需半個小時的作業，她卻總要花上三、四個小時，寫寫停停、摸東摸西、恍神發呆之後才終於勉強完成，這時她和媽媽都已經為了這場人仰馬翻的混戰而感到疲憊不堪。

進了國中之後，情況越來越糟糕，她不但無法專心上課，也完全跟不上課程進度，成績一落千丈，更出現帶頭欺負同學、用刀片把黑板割花等破壞行為，爸媽不斷到學校處理，她身上的「壞孩子」標籤也越來越鮮明。媽媽後來回想，當時自己好幾次很傷心，甚至萌生自殺的想法。

直到國二時，爸媽聽從親戚的建議帶她到醫院就診，才發現她並非故意搗蛋，而是因為ADHD。

確診之後，透過藥物的輔助讓她開始有辦法控制情緒和行為，更幸運的是，老師和同學們不但沒有歧視她，還熱心提醒她應該吃藥了、上課要專心等，幫助她逐漸靜下心來，不再隨意干擾同學，爸媽也積極配合藥物治療和改善親職養育技巧。學業方面，也從原本需要媽媽緊迫盯人，慢慢學習運用醫師教導的安排時間技巧，強迫自己寫功課和念書。她的成績漸漸恢復正常的水準，很幸運地考上北一女中，並進入國立大學就讀。

她說：「高中的時候，同學還是感覺得出來我有些過動、坐不住、忘東忘西、少根筋，但是幽默有趣、大啦啦的很隨和，熱心助人，雖然專心度還是不足，但至少已經不會造成別人的困擾。」

剛開始上大學時，因為時間非常自由、教室不固定、報告作業和課外活動時程接踵而來，沒有人可以一再提醒她，她發現雖然專注力進步許多，仍無法應付大學課業所需的專注力和執行功能，所幸繼續服用較低劑量的藥物一年，加上爸媽的持續提醒和鼓勵，到了大二就完全不用服藥了。

在聊天的時候她會坦然跟同學提起自己有ADHD，絕大部分同學都很訝異地表示感覺不出來。就讀國立大學碩

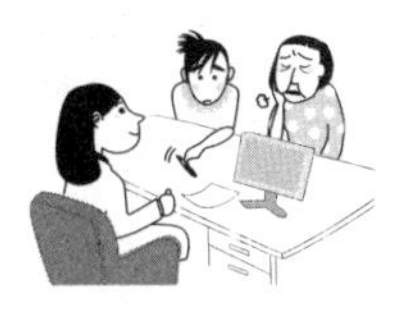

士班時，教授和同學都覺得她表現優異，是個電腦高手，很熱心幫忙老師和同學解決困難，絲毫不覺得她有ADHD症狀。

目前阿敏在美國知名大學攻讀博士學位，她希望能夠發揮所學，透過自己感興趣的基因影像研究，讓社會大眾更瞭解ADHD，幫助跟自己一樣的過動孩子不必再走這麼多的冤枉路。

因為醫療、家庭和學校三方面的配合，讓阿敏的人生從黑白變成彩色。透過這個例子可以看到治療的重要性，特別是患者的症狀若已經導致下列困擾：高中或大學畢不了業，工作效率差，經常更換學校、工作或男女朋友，就業不穩定，常做出衝動且不適切的決定，情緒、時間和金錢管理不善，人際關係不佳，愛情和婚姻品質碰到關卡，不時發生大小意外、受傷和車禍等，就需要盡快尋求專業評估和治療，移除ADHD的障礙，讓生活、學業和工作走上正軌。

成人ADHD的治療目標

成人ADHD的治療計畫通常包含三大部分：諮商會談、藥物治療、認知行為治療。

在第一階段的諮商會談中，醫師會對患者和家屬進行必要的衛教工作，說明ADHD的病理特性，並詳細瞭解患者目前的生活狀況，以及對於治療的期待和目標，經過整體評估之後，決定所需採取的治療策略。

目前一般較單純（沒有其他精神科共病情況、嚴重生活失能或社交技巧缺陷）的成人ADHD患者，以藥物治療合併認知行為治療效果最好。不過，在使用藥物治療之前，一定要先確定診斷。如果未達診斷標準（有明顯症狀及功能障礙），我會建議先進行衛教，讓患者先致力於了解並接受自已有ADHD，嘗試改變固有不適當的行為模式，增強想要求進步和求改善的動機，必要時再給予認知行為治療以及其他輔助療法，如親職教育、家族治療、婚姻諮商、就業輔導等。

如果確定符合成人ADHD的診斷，除非身心有特殊狀況，一般而言幾乎都建議要使用藥物治療一段時間，從生理上幫助患者改善核心症狀，同時搭配經由專業治療師

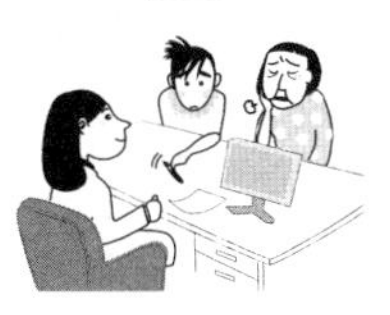

所指導的認知行為治療理論，進行自助的行為改變，以建立良好的生活習慣和溝通表達方式。基本上，由治療者支持、解讀、規劃、教導及訓練個案，從外在改變其環境，減少干擾和分心，並增強其內在自我調控能力，以達到以下三個治療重點和目標。

提升專注力，改善時間觀念和組織能力

ADHD最主要的問題是注意力不足。因此治療的重點之一，就是找回專注力，不再容易分心，做事可以貫徹始終，時間觀念和組織規劃的能力也得到改善，以提升生活能力和工作表現。

降低衝動傾向和負面情緒，改善基本的社交技巧

ADHD患者的情緒、認知和行為衝動特質，導致說話和做事往往不經思考，在人際關係上惹來不少麻煩。降低衝動傾向之後，會變得比較有耐心、可以等待和放慢速度，比較能考量事件的前因後果，最好還要重新訓練社交的禮貌和技巧，改善說話方式和行為舉止，以修復人際關係。

擁有成就感，提升自尊與自信

ADHD患者的成長過程中經常受到指責和批評，很少被稱讚，自己也感到力不從心，總是犯錯、做不好、做不完。經過治療之後，症狀大幅減輕或消失，終於可以專心好好把事情做完做好，得到別人的肯定和建立成就感，有助於患者對自己產生正面評價，漸漸提升自信心，喜歡自己，負面情緒也會大幅降低。

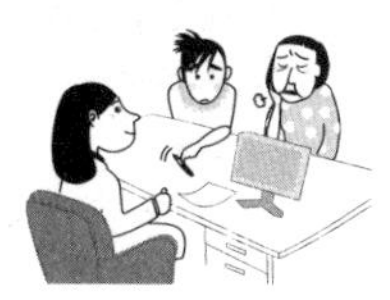

成人ADHD的藥物治療

不論國內外的數百個研究都已經證實：藥物治療是改善ADHD症狀的有效方式，可以增進腦部的執行功能，降低過動傾向、穩定情緒、增進注意力和組織能力，提升認知功能及社會適應力，而且有助於認知行為治療的效果。

主要治療藥物

目前核准用於治療兒童和青少年ADHD的藥物，均證實可以用於治療成人ADHD。由美國食品藥品監督管理局（U.S. Food and Drug Administration，FDA）及國內衛生署通過治療ADHD的藥物主要有兩種：（一）中樞神經興奮劑：Methylphenidate（MPH）；（二）正腎上腺再吸收抑制劑：Atomoxetine（ATX）。以下分別簡單介紹：

1. **中樞神經興奮劑**

   MPH被美國核准用於治療ADHD始於1960年代，已超過五十多年，在臺灣也使用超過三十年。因藥價的考量，其短效型「利他能」（Ritalin）是我國健保署規定的第一線用藥，也是十八歲以上成人第一次診斷ADHD的唯一健保署核准給付的用藥。另有中效型MPH「利他能持續性藥效膠囊」（Ritalin LA），藥效可持續六到八小時，以及長效型MPH「專思達」（Concerta），藥效可持續十至十二個小時。

MPH對70％～80％的ADHD患者有明顯療效，通常只要持續服用六個月以上，就可以明顯改善注意力、過動和衝動症狀，提升社交技巧、人際關係、學業表現和腦神經認知功能。其藥效及安全性經長時間驗證而得到肯定，由醫師處方、在治療劑量範圍內，並不會有成癮的疑慮。在某些患者身上可能出現腸胃不適、胃口減少、心跳加快、睡不著的副作用，不過狀況都算輕微，建議可和醫師討論劑量及服用劑型、方式或飲食生活型態的調整，這些副作用應該可以改善。原則上應該每日規則服藥，但若明顯影響胃口時，可嘗試在週末暫停藥物。值得注意的是，懷孕或正哺乳的婦女最好不要服用。

短效型的利他能在臺灣用於治療ADHD已有數十年歷史，其藥效可持續三至四小時，所以一日需要服用兩次到三次。這對以忘東忘西為核心症狀

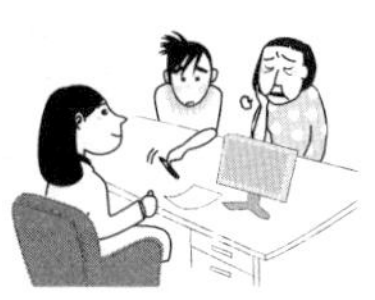

的ADHD患者是一大考驗，因為他們很容易忘記服藥、忘記帶藥出門或不小心把藥弄丟。

有一位患者的先生就抱怨說：「我知道她迷糊健忘的個性，所以在房間的梳妝臺、客廳茶几、廚房餐桌、電冰箱和洗手間的牆上都貼著紙條，提醒她幾點要吃藥、記得要隨時攜帶我為她排好的藥盒。但即使如此，她還是一天到晚忘記。我有時候難免很生氣，覺得自己快變成一個成天嘮叨的老先生了，但轉念想想，也不能怪她，這就是很典型的ADHD嘛。只希望她的症狀趕快改善，讓這種混亂的生活早日結束。」

長效型的MPH專思達（2004年在臺上市）目前多用於兒童青少年ADHD的治療，其藥效可以持續十至十二個小時，早上（最晚十點以前）服用一顆，就能讓整個白天保持專注，對學習功能、人際關係及家庭互動也有明顯進步。如果到了晚上仍需要讀書或寫功課，或擔心自己的情緒控制不佳者，可以在傍晚五點左右，加服利他能，以維持藥效至晚上八到九點，但是有可能會造成晚睡或失眠，所以對於抱怨失眠的患者，要仔細評估是症狀影響，或是由MPH的藥效所造成。

中效型的利他能LA於2015年在臺上市，是易於吞嚥的圓形顆粒，對於需要藥效較長，但是無法吞嚥專思達的患者來說，提供了另一種選擇。

2. **正腎上腺再吸收抑制劑**（Atomoxetine，ATX）

ATX（思銳）是第一個美國FDA通過適用於治療兒童及成人ADHD的非中樞神經興奮劑，2006年在國內上市。它雖然在某些核心症狀的改善效果可能不如MPH顯著，但優點是療效作用時間很長，可以一直涵蓋到晚上的時間，因為它是藉由逐漸累積穩定的正腎上腺素（及少量多巴胺）的濃度，藉此影響神經的突觸間隙，以減少突觸前再吸收的作用，所以不像服用MPH在早上和晚上有明顯的差別。主要的副作用跟MPH類似，但是不會影響睡眠，不過剛開始可能有白天想睡的情形。對於有不自主抽動的患者，ATX是第一線用藥。另外，ATX也適用於希望整天從早到晚都改善症狀者、有焦慮症狀、過去有藥物及物質濫用者。

臺灣衛生署已明列思銳可作為成人ADHD處方用藥，但健保並不提供給付，十八歲以上的成人患

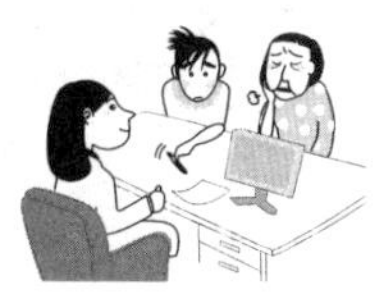

者必須自費購買。

此外，依據健保署的規定，若十八歲以前沒有服用ADHD藥物的治療記錄或成年之後才第一次診斷，健保就無法給付專思達、思銳和利他能LA。若有這種情況發生，請跟醫師討論後續的治療策略，千萬不要因此延誤治療時機。

藥物治療的效果

關於藥物治療在兒童ADHD族群身上的困難，例如部分父母由於擔心孩子被汙名化，或者擔憂藥物的安全性而不願意給孩子吃藥，這些情況在成人ADHD比較不會出現。一般來說，成人患者自行就診，接受藥物治療的動機

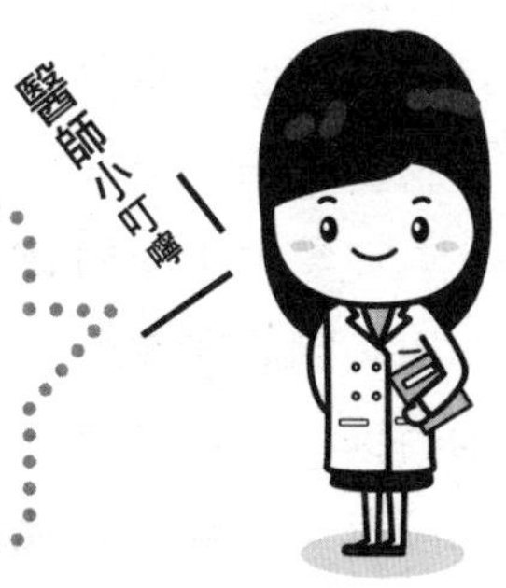

ADHD的治療，需要與醫師密切合作。對於藥物或療程有任何疑問，都可以坦率、直接的跟醫師討論喔！

很強，不太會抗拒服藥，甚至很高興可以透過藥物來改善症狀，幫助提升專注力，以便改善工作效率，不再為分心所苦。

藥物治療所需的劑量及治療時間長短因人而異，一般來說，至少要服用藥物半年到一年左右。根據我的臨床經驗，個案的平均治療期是二到三年。在治療過程中，若發現症狀明顯改善，自我控制的力量逐漸增強到某個程度，就可以考慮慢慢減藥，甚至停藥。停藥之後，原則上建議至少每半年回診一次，以確認患者的生活狀況是否已經恢復到正常水準。

如果藥物治療一段時間，效果卻一直不明顯，就要找出可能的原因，例如是否有按時規則服藥、劑量是否足夠、診斷是否正確、是否需要換另一種藥物等。此外，若ADHD患者合併有其他疾病，如學習障礙、對立反抗、行為規範障礙、憂鬱症、焦慮症、藥物濫用等，也要一併納入整體的治療策略中。

兒童青少年精神科醫師非常熟悉治療ADHD藥物的副作用，因此患者若有所擔心，在開立藥物之前，建議和醫師溝通。根據統計，有大約20~30%的個案在服用利他能之後有食欲減少的情形，大部分在一兩個月之後會漸漸改

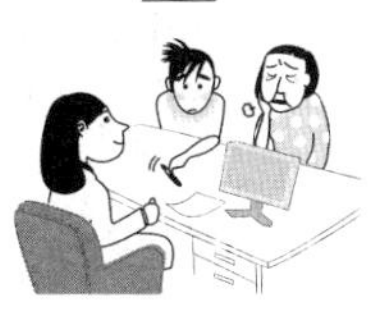

善，若持續影響食欲的話可能會導致體重變輕。如果有這種情況發生，建議藥物可以搭配食物一起吃，或是將晚餐時間往後延，等到肚子餓時再進食。只要一整天的進食量和熱量足夠，相信體重不會有太大變化。

此外，MPH藥物有讓大腦保持清醒的作用，所以不宜太晚服用，以免因藥效影響睡眠。少部分人服用思銳後會感到疲倦想睡覺，通常一段時間後就會漸漸消適應。

以下是一些患者對於接受藥物治療的經驗分享：

上班族A：「我對自己無法集中注意力去做一件事情感到很煩惱。工作的時候總是冒出來一堆新點子和創意，在腦袋中四處亂撞，我雖然很興奮卻無法理清思緒，很快就陷入焦灼煩躁，不知道應該做什麼來讓自己平靜；書櫃裡塞滿了只看幾頁的書，電腦裡躺著一堆寫了一半的企劃案和業務報告；在辦公室裡，只要同事在聊天或有電話聲響，我就沒辦法專心；在家裡我也很難安靜下來超過二十分鐘，就是坐不住，常不自覺地起身去倒水、找東西吃、看電視、打電話或者東摸摸西弄弄，時間就這樣過去了，毫無工作效率可言。……回憶過去三十多年來，就是這樣的狀況讓我一事無成，失敗是常態，成功只是偶然，我對自己的人生感到很無奈。接受藥物治療之後我才漸漸知道，原來專注在一件事情的感覺是什麼，想要發脾氣的時候，也比較可以忍耐和控制。」

上班族B：「自從服用利他能和有抗憂鬱效果的血清素藥物之後，情緒明顯改善，變得正面，就算遇到挫折也比較能夠自我調適，不像以前很容易就崩潰了。專注力還不夠好，還是很容易就分心，常忘記要做的事，包括吃藥，不過比起以前已經大有進步。目前最大的困擾還是吃藥，一天要吃三次利他能，經常忘了帶藥去上班，或者帶了卻又忘記吃，媽媽會打電話來提醒，但是上班有時候不方便接電話，然後就完全漏掉了。後來，我乾脆在電腦和手機裡設定鬧鐘，以幫助我記得吃藥。」

研究生C：「服藥之後，剛開始沒什麼特別感覺，吃了幾個月之後才開始感覺到效果。以前我完全無法集中精神去做事，明明知道這件事情很重要，還是會藉故拖延，眼看著身邊的人都陸續畢業了，自己的心理壓力越來越大，很急躁卻無法全心投入，覺得力不從心，總是拖拖拉拉，窮忙一整天，到睡前才想到今天還沒有動手寫任何論文。不只是論文，連洗衣服這樣的小事都做不好，老是拖到髒衣服堆積如山，被室友抗議才去洗衣服，洗到一半又分心去做別的事，衣服就丟在洗衣間裡，完全忘光光。服

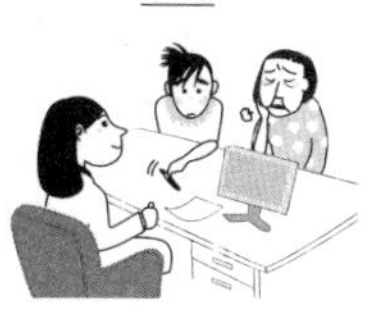

藥之後這種情況已經漸漸減少，論文也開始有進度了。」

上班族D：「以前我的腦袋就好像一部記憶體太小的電腦，每次要開啟或關閉一個程式，動作都很慢，需要時間；只要同時開啟很多程式就會當機，若電腦運作太久也會直接斷線。我常常很氣自己，很想乾脆把這部電腦砸爛。吃藥一段時間之後，我好像慢慢找到控制大腦開關的按鈕，可以很自然地快速切換，從這件事轉換到下一件事，立刻就專注於眼前的人事物，而不會同時開啟很多視窗，讓自己應接不暇，手忙腳亂。大腦的運作順暢了，這是以前不太能瞭解的感覺，真的很神奇。」

醫｜學｜小｜常｜識

何謂注意力不足

所謂的注意力不足，其實包含了四個面向的障礙，好像自己的大腦都不受控制和指揮。當藥物發生作用，提升了腦部的執行功能，患者就可以感覺到大腦的指揮官終於回來了，讓以下這四個方面的專注力都得到改善：

1. 選擇性（selective）注意力：可以將注意力凝聚於某一重要目標，而忽略其他不相干的訊息，所以就不會分心。
2. 分開性（divided）注意力：可以同時接收多個指令，或者同時進行好幾件事情而不會搞混或忘記。
3. 轉移性（shifting）注意力：專注力可以迅速從一件事切換到另一件事，果斷地處理完眼前的事物，再隨時切換回去，不會遲疑不決或慌張混亂。
4. 持續性（sustained）注意力：可以讓專注力保持一段較長的時間，不會一下子就恍神或散漫。

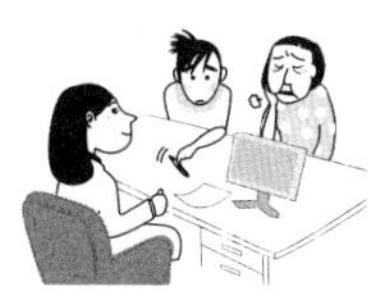

認知行為治療

治療成人ADHD光靠藥物是不夠的。藥物治療可以幫助ADHD患者從生理上穩定情緒，增進專注力和組織能力，減少不適當的行為；但是要建立正面的情緒表達和社交技巧，養成良好規律且有秩序的生活習慣，就需要靠身體力行，以認知行為治療的原理來改變行為。

這部分比藥物治療更為困難，在門診時經常聽到許多青少年或成人患者說：「好難呦，我做不到！」這可能是因為他們從小到大經歷過許多挫折和失敗，長期以來都感到力不從心，加上不斷被罵到大而缺乏自信，一旦碰到複雜的、需要花時間及腦力、腳踏實地去做的事情就會自動放棄，形成治療上的阻力。

這樣的抗拒和消極心態，正是開始「認知行為治療」第一個要改變的。

簡單地說，認知行為治療包含認知治療和行為治療兩大部分。認知治療是透過衛教、心理建設、思考的練習與正向回饋，改變負面想法，建立正確的觀念和健康態度，鼓舞改變的動機，提升自信和勇氣。

而行為治療則是運用「刺激—反應」的原理，將目標行為劃分為好幾個小部分，並提供正向的酬賞和增強物作為鼓勵，幫助患者一次次且一步步地達成目標。

例如目標是要能夠安靜工作一個小時，剛開始可以把它區分為三個單位，每個單位二十分鐘。只要患者安靜工作連續二十分鐘，就可以得到酬賞，譬如站起來吃東西、看一下臉書或line、得到一個點數或獲得別人稱讚等。

順利完成某階段的挑戰之後，再慢慢提高難度，譬如下次要能夠連續工作三十分鐘才可以得到酬賞。依照這樣的練習的步驟，逐步建立起良好的習慣，最後就可以達成連續工作一個小時的目標。

在進行認知行為治療時，若沒有藥物治療的輔助，ADHD患者很難做到以上的要求。他們不是不願意改變，而是心有餘而力不足，生理上做不到，這也是過去他們一直經歷挫敗的原因。在藥物治療的基礎上，患者的動機、專注力和情緒控制能力得到加強，再搭配認知行為治療，成功率就大幅提升，可以帶給患者信心和成就感，形成正向的循環，讓治療效果事半功倍。

整體而言，認知行為治療的訓練內容大致包含下列方面：

（一）練習專注：一次只做一件事，不要分心

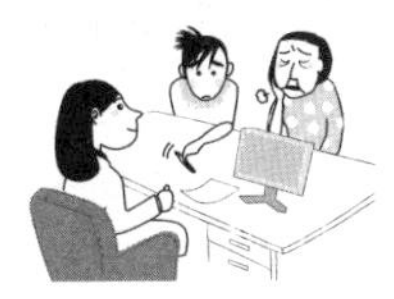

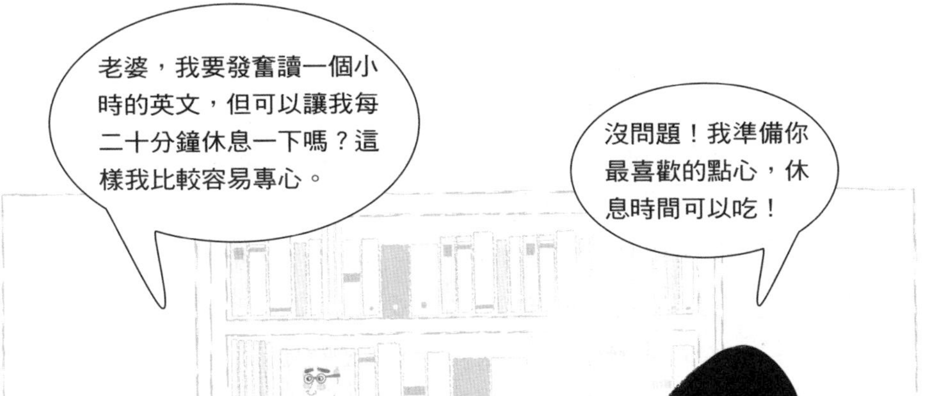

老婆，我要發奮讀一個小時的英文，但可以讓我每二十分鐘休息一下嗎？這樣我比較容易專心。

沒問題！我準備你最喜歡的點心，休息時間可以吃！

（二）學習適當的表達技巧

（三）學習耐心與傾聽

（四）學會安排家事，保持整齊和建立秩序

（五）好好管理財務

（六）學習良好的時間管理，讓事情如期完成

（七）建立正向的自信心，減少負面思考和行為

（八）學會放鬆，改善憂鬱和焦慮情緒

（九）控制脾氣，降低衝動行為

要達到這些目標並非一蹴可及，但只要透過適當的治療師引導，按照步驟一次又一次地反覆練習，假以時日，一定可以達到顯著的進展和效果。當然，在這漫長的治療過程中，除了依靠醫師的協助之外，患者自身的堅持與努力，以及身邊親友的鼓勵與支持，才是成功的最重要關鍵。

總而言之，只要藥物與認知行為治療雙管齊下，成人ADHD的治癒率是相當高的。請患者和家屬保持樂觀的信心，往康復之路一步步邁進。

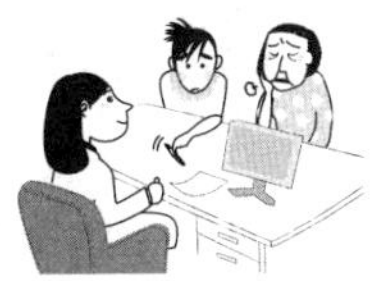

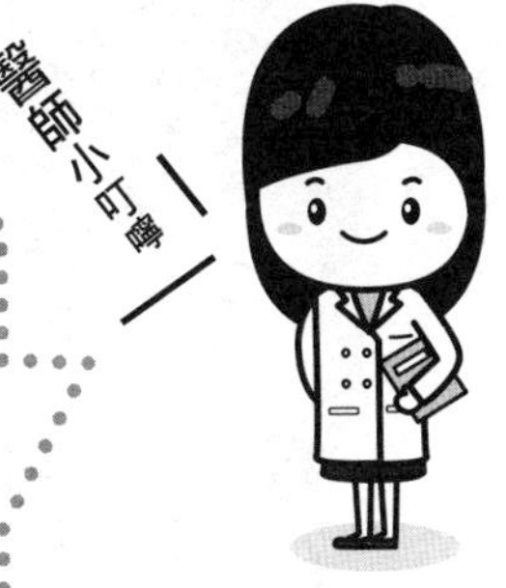

ADHD患者往往對自己缺乏信心，還沒嘗試之前，就先認定自己做不到。這時候，可以鼓勵自己：「不試試看，怎麼知道？！」試著逐漸累積成功的經驗，自信心也會跟著提升！

【第四章】

改善ADHD症狀的實用策略

有許多方法與策略可以強化
專注力、記憶力、時間管理與人際關係，
成人ADHD只要願意耐心練習，
就可以逐漸改善症狀表現。

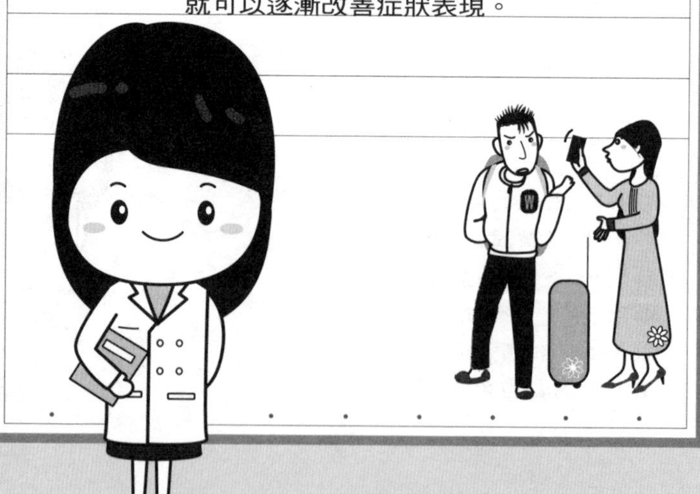

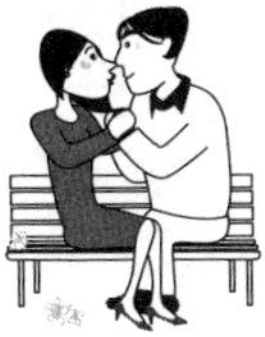

創造有助於專注的工作環境

ADHD的主要核心症狀就是注意力不足，很容易受外界影響而分心，所以要提升專注力，首先就要創造可以幫助自己專心的環境，一個簡單安靜、沒有人事物對聽視覺產生干擾的環境。

減少聽覺的刺激

ADHD患者只要聽到任何聲響：人聲、車聲、手機聲、電視聲、鳥叫聲、水滴聲，就會感到好奇而四處張望，注意力立刻就分散了，甚至忘了原來正在做的事。因此，最好找到一個安靜的地方工作和閱讀，例如在家裡，書房要離客廳餐廳遠一點、隔音要好；在工作的地方，選擇面壁、較少人來人往的辦公角落，請同事暫時不要跟你講話、關閉手機或設定靜音。若是周遭環境有很多聲音無法避免，可以戴上耳塞或耳機，以隔絕外界的聲音。

那麼，可以邊聽音樂邊讀書工作嗎？ADHD患者的注意力很容易被人聲和周遭事物干擾而分心，為了阻斷這些含有意義的聲音（例如同事的談話、廣播或電視節目），他們經常聲稱聽著音樂才可以專心讀書和工作。根據實驗，讓ADHD患者聽音樂較能持續工作，也能增加效率，但若聽有歌詞的歌曲和新歌就比較不適合，因為他可能會注意去聽歌詞，學著或跟著唱起來，反而減弱專心程度。

視覺上越單純越好

視覺的刺激也會讓ADHD患者分心，因此書桌不要對著窗戶，最好轉向牆壁，牆面保持單純樸素，盡量不要張貼東西，但是可以貼提醒自己今天必須完成的檢核表。若有窗戶，工作時就把窗簾拉上，以免被窗外的街景吸引而發呆分心。書桌上盡量保持乾淨，除了目前工作所需的資料之外，其他東西全都收起來，一次只專心做一件事。

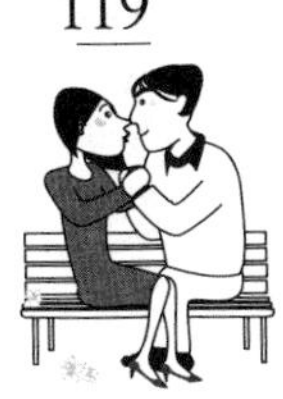

可幫助專注的內在策略

建立一套獎賞自己的方式

為了鼓勵自己養成專注習慣，可以從短時間的練習開始，例如把要做的事情分成幾個段落，每個段落大約十五分鐘可以完成，然後設定獎賞，每完成一個段落就可以休息五分鐘，吃點餅乾、喝咖啡、站起來走一走，然後再進行下一個段落，逐一把工作分段完成。

有些個案或家人會質疑，休息一下就忘了回來，怎麼可能繼續下去。其實分段完成會帶來「一點一滴的成就感，感覺事情是可以完成的」的正向想法。若是長時間工作，容易分心，這些正向的思考就不會浮現。可以用鬧鈴（計時器）或透過家人提醒，休息時間到了，該回工作。

獎賞的設定要依照工作的難易度而定。當自己終於完成一項比較困難的工作或挑戰，就可以得到較大的獎品，譬如買一樣喜歡的東西、吃一頓大餐、看場電影、玩兩局電玩遊戲、到郊外走走等。

剛開始的時候，以具體事物作為獎賞，經過一段時間之後，逐漸累積成功的經驗，獎賞自然就變成內在的誘因，譬如覺得很有成就感、得到主管同事或家人的讚美、減輕被責備的壓力等。這些內在的正面感受才是最珍貴最有力量的增強物。

增加新奇活潑感

ADHD患者很容易因為單調沒變化而失去興趣，或是根本不想踏出第一步。他們喜歡新奇有趣的東西，不喜歡枯燥或千篇一律的事情，所以在工作和學習時，可以加入活潑的設計，例如以圖片或影像呈現、運用各種色彩和音效、改編成卡通故事來進行串連，以吸引自己的注意力。

但如果養成「只有新奇活潑的內容及設計才能讓自己提起興致」的習慣，恐怕以後就越沒法適應單調枯燥的事務，因此建議「增加新奇感」還是在初期練習專注時使用就好。

不斷提醒自己

現在的科技產品有許多附加功能，例如手機和電腦都可以計時，當工作到一個段落，鬧鈴聲就會自動響起，或者播放預先的錄音：「你已經保持專注三十分鐘！很棒喔！」「休息時間結束，請繼續工作囉！」有人則是在電腦上貼一張紙條提醒：「要專心，不要再玩電腦了。」

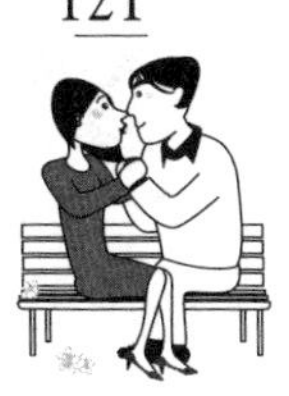

你甚至可以畫一張惡性循環圖來告誡自己：「若上網就會玩兩個小時→正事做不完→熬夜→隔天精神不佳脾氣不好→容易跟女朋友吵架→要花很多時間賠罪……」總之，善用各種方法，隨時隨地不斷提醒自己專心，今日事，今日畢。

激發競爭心和好勝心

有時候透過團體的認同感和競爭性也可以激發出動機和專注力。例如辦公室裡的企劃提案，主管或同事鼓勵他：「我觀察過了，以你的能力絕對可以做到，我對你有信心。」「某某人花了一個小時完成，你應該比他聰明，他做得到，你一定也做得到。加油！」在這些鼓勵和好勝心的驅使下，ADHD患者可能就真的做到了，並獲得很大的成就感。

挑戰自己的認知

ADHD患者很容易放棄，覺得某些事情很無聊、一定做不到、做不完，這時不妨挑戰一下自己：「我又不笨，試試看嘛！沒做過的事，怎麼知道自己不行？就算沒辦法全部做完，至少完成一部分也不錯啊！」要挑戰自己對於專注力的認知和想法，才有可能開始改變。

重複演練

ADHD患者過去缺乏專注的經驗，現在要建立信心，最好的方法就是重複練習，從專注十五分鐘或二十分鐘開始，一次又一次累積成功的經驗。若自己一個人做不到，可以找家人或朋友同事陪伴一起練習，每當要分心的時候，別人適時的提醒，可以幫助自己再次穩住，增加成功機率。

寫下預期達到的目標

建議以每日、每週、每月為單位，寫下預期達到的目標，尤其最好清楚寫下今天要達成的項目，例如「今天要把資料整理完畢」、「打電話給客戶甲、客戶乙、客戶丙」、「完成新增客戶資料輸入並上傳」、「修改企劃書」等，並且在每個項目前預留空格，做到時就打勾。就算只做到50%或60%，仍然算是完成了部分工作，也至少朝著目標一步步前進。

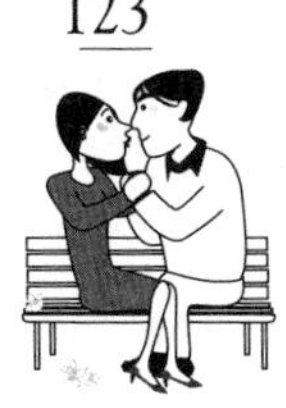

強化記憶力的小妙方

專注力和記憶力是一體兩面，ADHD患者經常丟三落四，剛剛讀過的資料、聽到的多個指令、答應人家的事，一轉身就忘記了，或是只記得最後講的兩項指令，東西放在哪裡也想不起來。

想要改善記憶力，同樣可以從日常生活上的一些小技巧來著手。例如：

（一）**每日備忘錄或每日工作檢核表：**利用可撕掉的便利貼，把今天預計要完成的事情一條一條寫下來，以便提醒自己。每做完一項就打個勾或撕掉，看著待辦事件一樣一樣消失，很有成就感。

（二）**週記：**把未來一週要做的事，清楚列出來，可以清楚看見時間行程的安排，提早做好心理準備。最好是電子（例如google calendar超好用）和紙本兩種都有，隨時幫助提醒自己該完成的事項。

（三）**掛壁年曆或桌曆：**一整年的計畫表可以掛在牆上或呈現在桌曆上，提醒你今年有哪些重要的事情要做，例如小孩子的考試、比賽、學校重要活動、年度的國內外會議、需投稿或回覆的截止日期、家人生日、家庭旅行的日期安排等。假設暑假七月初要去旅行，應該在二月或三月就要標示出「跟旅行社接洽」的事項，以免錯過時間。

（四）提醒卡：可以多利用便利貼和提醒卡，例如睡前在飲水機或水壺上用便利貼提醒「吃藥」；在客廳門把上貼紙條「鑰匙、手機、錢包、賬單」；在皮夾裡放一張卡片「老婆的生日禮物」等。也可以模仿學生的英文單字卡，製作一本隨身的提醒卡，隨時拿出來查看該辦事項，做完了以紅筆圈起來或是撕掉，當提醒卡越來越薄，很有成就感。

（五）錄音：有時候想到什麼事情，手邊又沒有紙筆，可以利用手機趕快錄音下來，以防忘記。開會時或老闆交代的事情，怕自己忘記，在對方同意下，也可以透過錄音筆或手機錄音。尤其ADHD患者的聽覺工作記憶優於視覺記憶，他們不喜歡看文字和筆記，也常粗心看錯，聽錄音反而容易多了。

（六）手錶、手機、時鐘、鬧鐘：記性差的人最好同時使用手錶和手機的鬧鈴來提醒自己，例如在開會前三十分鐘就發出鬧鈴，提醒自己提早準備；手機也可以利用「計時器」（Timer）功能，設定每件事要完成的時間，時間到就會響鈴。例如ADHD成人常和別人聊天，天馬行

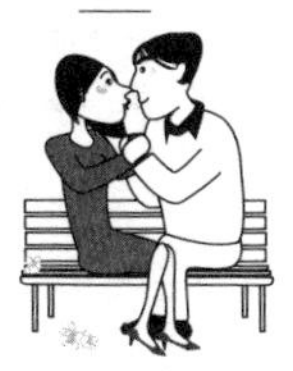

空，岔開話題，耽誤正事，不妨在談話前先用手機計時器設定時間（例如二十分鐘）。但ADHD患者經常找不到手錶、手機和備忘錄，最好在家裡和辦公室多掛幾個時鐘，因為時鐘不會弄丟，隨時可以看到時間。

（七）手機記事本：ADHD患者喜歡新奇有趣的事物，偏愛3C產品，很容易變成低頭族。可以借助手機本身功能或下載各式的記事本App，搭配可愛小圖或跳出視窗的語音功能，吸引他反覆觀看，提醒該做的事項。我非常推薦google日曆，可以從手機、電腦和ipad等工具隨時隨地查詢行程，掌握待辦事項。

（八）反覆背誦和複習：要記住一件事情，最簡單的方法就是多次不同情境的反覆練習。ADHD患者大多數智力正常，甚至聰明有創造力，重要的事情和資訊只要不斷重複，就會儲存到大腦裡。當我們記得越多事情，頭腦也會越來越靈光喔。

（九）視覺暗示：雖然ADHD的視覺和圖形記憶比不上聽覺記憶，但是利用圖片、畫面或用手機拍照來提醒，仍不失為一個好方法。例如要記得幫女兒繳學費，就把女兒照片放到皮夾裡，每次看到照片就會想起這件事，還可以把「學費」的紙條貼在照片上。或者把一天的行程在腦海裡用想像畫面播放一遍。喜歡畫圖者，可以把行程畫成一個簡圖，甚至用手機拍下來，例如先去拜訪客戶A，接著去銀行匯款，然後到餐廳跟朋友B吃飯，接著回公司開會，彷彿在看影片一樣，比較容易記住。

（十）使用口訣：我們在國高中時，都有用口訣來幫助記憶化學、歷史、地理等知識的經驗。現在為了防止健忘，同樣可以發明一些口訣來幫助記憶日常生活要做的事情、與同事討論事情的重點等。舉我的親身經歷為例，臺大醫院經歷過二次JCIA國際醫院評鑑。為了要記得相關內容，我們運用「口訣」協助同仁記憶。印象最深刻的就是消防安全的RACE——Rescue（救人）、Alarm（按警鈴）、Contain（關門）、Extinguish evacuate（滅火、疏散）。

（十一）延長讀取資料時間：雖然重複練習很重要，但練習時間最好分散一下，不要太密集。例如要準備檢定考試，不要一口氣讀三遍資料，寧可讀一遍之後就休息，過半小時再讀一遍，然後三天後再讀一遍，這樣會更強化印象和記憶。

（十二）保持冷靜，解決問題：健忘的習性是可以改善的，例如發現手機又弄丟了，先不要慌張，冷靜回想最後一次使用它是何時、曾經走過的路線。終於找到手機

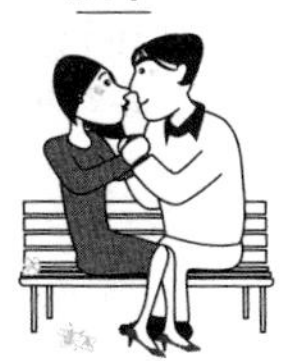

後，就要分析自己的行為模式，例如手機使用後就隨手亂放，沒有立刻放回固定的口袋和皮包。若要預防弄丟事件再度發生，就必須訓練自己每次都把手機放回固定的地方，多訓練幾次直到養成習慣，問題就得到改善了。

另外，ADHD患者雖然想要一心多用，但實際上一次只能做一件事情，才能記得。因此，養成一次只做單一事情的習慣，想清楚、看清楚之後就會記得，例如陽傘放在哪裡？若擺放時眼睛清楚看到放的地方，沒有發呆或分心看別處，就會記得陽傘是放在左邊的第一個抽屜了。

改善時間管理的六個步驟

ADHD患者很喜歡東摸西摸，走馬看花，不知不覺浪費不少時間。尤其他們常有逃避心態，老是把較重要、較困難或較繁瑣、需要動腦筋的事情拖到最後，帶著鴕鳥心態一天拖過一天。其實如果早點去做，一定做得完，但拖拖拉拉的結果，壓力就越來越大，越沒動力和信心，事情變得越來越嚴重。

所以真正的問題往往不是時間不夠，而是缺乏有效率的時間管理。那麼，要如何改進呢？

最重要的就是做好時間的規劃。譬如要交報告，預計什麼時候完成？之前要準備哪些資料？只要查網路就好，還是要查紙本資料或訪談？每個步驟預估要花多少時間？所有過程都要有清楚的估算和計劃。這通常包含六個步驟：

（一）訂立目標：例如今天要回覆三封電郵、打四個重要電話、改完一封推薦信；這個禮拜要看完一本書、交出一份報告；下個月要幫媽媽慶生、國際會議投稿截止日期、暑假要全家到日本旅遊……，都要把清楚的目標訂出來。

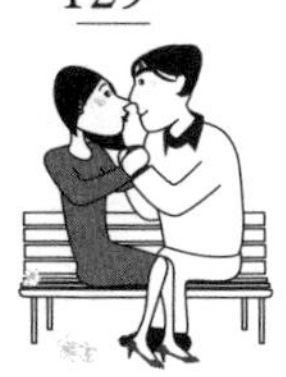

（二）**建立工作目錄：**要達成目標必須要做哪些事情？先一一把它們列出來。例如「幫媽媽慶生」要做的事情包括買車票、餐廳訂位、買禮物、聯絡親友等。最好有家人或朋友一起討論和提供建議，因為ADHD患者可能把事情想得太簡單，有很多細節都沒想到，透過這些分析的過程，可以訓練他們的組織規劃能力。

（三）**排定先後次序：**檢視工作目錄上的每一件事，依照緊急性來安排先後次序，例如1.哪些是今天一定要做的？2.哪些可以等？等多久？3.哪些是這星期內要做完的？4.假如我不做，會怎樣？……這也是一種思考的訓練。

（四）**估算完成每件工作所需時間：**不要太樂觀和理想化，把時間排得太緊湊，萬一事情不如想像中順利，就會延誤到下一件事情。例如預計要上網查資料，結果網路當機，原定的進度就無法完成。所以要把各種失誤和突發狀況的可能性考量進去，該做的事情盡量提早進行，以免到最後所有的事情都擠在一起。提早一個月、提早一星期甚至提早一天完成都是有益身心的。

（五）**訂定工作時間表：**ADHD患者需要非常結構化的時間和環境，什麼時間要做什麼事、何時要完成，要明確訂出期限（甚至期限要提早一、兩天），在行事曆上清楚標示出來，而且確實執行。ADHD患者很容易分心和浪費時間，例如以為買個醬油只要五分鐘，但在店裡看到一個有趣的產品，研究一下，不小心就花掉一個小時。走在路上，又被周邊事物吸引，邊走邊看，接個手機講不完，結果該做的事情都沒做。所以最好盯緊時間表，使用手機的計時器，提醒自己時間到了，學習控管自己的行為。

（六）**獎賞制度：**ADHD很需要自我獎勵，如果很努力如期完成一項工作，就可以給自己一些獎賞，例如去玩耍休息一下、買一樣喜歡的東西、請太太或先生給自己一個大大的擁抱等。

這六大步驟可以應用於各種大小事情。譬如預計在女兒考完指考和兒子考完基測，趁著暑假「兩個月內要完成重新裝潢房子」，這是一件大工程，必須至少提前一年做規劃，然後逐步完成，以便如期搬家以利準時開始裝潢，因此我們開始建立工作目標如圖四。

接著要來安排工作次序和預估所需的時間，譬如一年多前就要開始開源節流，盡量減少支出，減少家中堆積物品，逐漸出清丟棄雜物，瀏覽參觀室內裝潢書籍和樣品

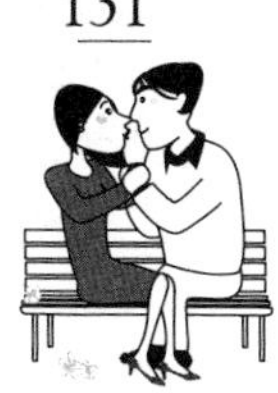

〔圖四〕改善時間管理，以「重新裝潢房子」為例

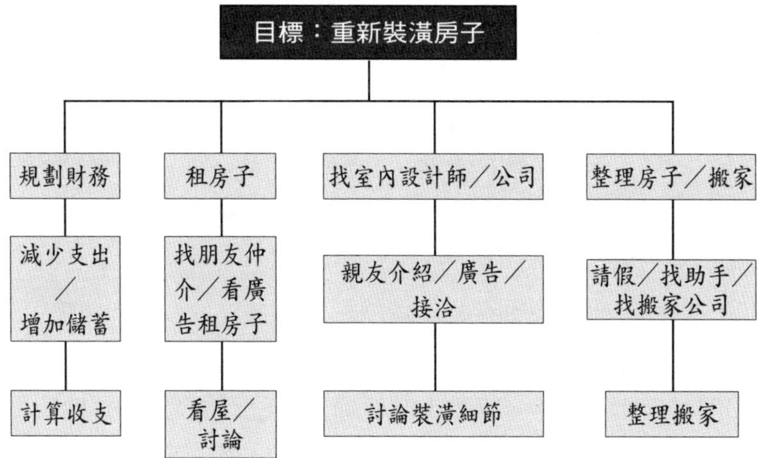

屋，與家人討論個別及共同需求，看廣告、請親友推薦室內設計師、列出裝潢細節和設計師溝通、估價、整理東西、找搬家公司等等。因為白天還要上班，跟房子有關的事情都只能利用晚上和週末來做，所以要很有效率地把每一件事如期完成。

以上六個步驟可以幫助我們進行全盤規劃，有系統地分配時間和掌握進度，是很實用的時間管理策略。

改善衝動問題的四個技巧

成人ADHD的另一個主要症狀是衝動，包括行為的衝動和認知的衝動。

行為衝動就是沒法控制自己而去碰不該碰、去做不該做的事，甚至越禁止他，越會去碰或去做。認知衝動是在想法層面，根本懶得仔細分析，不經思考就脫口而出或驟然下決定。

由於ADHD患者難以調控行為、情緒和認知，我們可以觀察到他們可能會口不擇言、不顧後果、追求立即的滿足、不耐煩等待、喜歡走捷徑而不夠腳踏實地、強求別人配合他、無法覺察別人的感受、常有突發的言語和行為讓人嚇一跳、魯莽輕率、破壞規則、妄下結論、亂買東西造成家裡長期不用的東西堆積如山、亂投資而導致負債、亂發脾氣、情緒控制不佳等。

要如何改善這些衝動症狀呢？以下運用認知行為治療的幾個技巧可以協助自我修正喔！

（一）**自我勉勵**（self-talk）：當發現急躁衝動的老毛病又犯時，趕快告訴自己：「停！穩定下來，深呼吸！」有些ADHD患者很容易被惹毛，瞬間怒氣沖天，發脾氣、

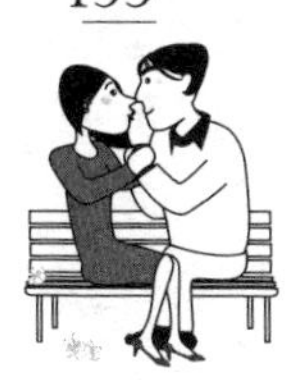

吼叫、罵人，甚至揍人，所以平時就要常練習喊「停！不要動，安靜，從一數到五。」並且把頭轉開，不要看到對方，深呼吸，穩定情緒之後再決定下一步，隨時隨地學習當自己的治療師。

（二）自我提示（self-instruction）**：**可以學習給自己一些建議：「我跟他生氣沒有用，有事情應該去跟老師或主管反映。」或者有控制不住，想要亂買東西時，趕快提示自己：「我不准再亂買東西啦，要先想清楚，是不是一定要買，我有預算嗎？存款夠嗎？」

（三）再檢查一遍（double-check）：例如排隊買東西時，不耐等待而感到煩躁，一時衝動就想放棄走開，這時要跟自己再確認一次：「這個東西現在不買，真的可以嗎？有別的方法可以替代嗎？若一定需要它，那下次還是要再跑一趟過來買，划得來嗎？……」仔細想過之後再作決定，就可以避免衝動行事。

（四）轉移注意力的技巧（distraction technique）**：**當排隊感到不耐煩時，不要一直碎碎念干擾別人，可以試著轉移注意力，例如你是籃球迷或足球迷，就在腦海裡回想一些精彩的比賽畫面；或者看小說，拿出記事本安排行事曆、趁機會打電話聯絡事情、玩魔術方塊，或用手機看臉書、照片、影片、回覆line和簡訊，甚至觀察周遭人們的穿著打扮等，藉著轉移注意力來培養耐心。

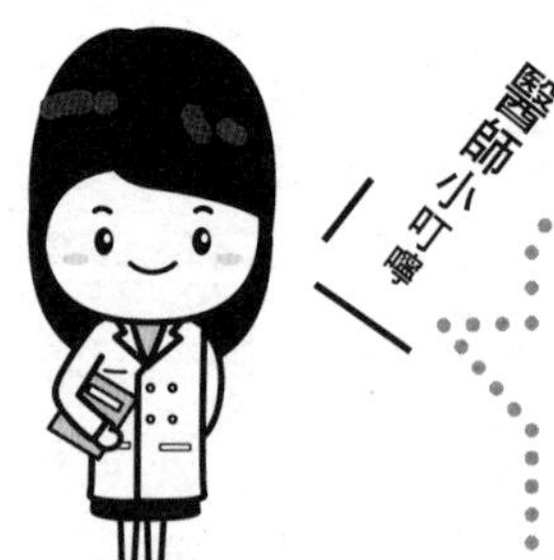

在日常生活中一點一滴建立新的好習慣，時間久了，習慣成自然，就會像倒吃甘蔗一樣，越來越順利了！

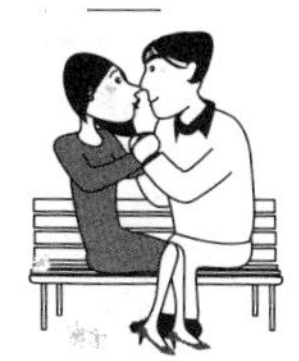

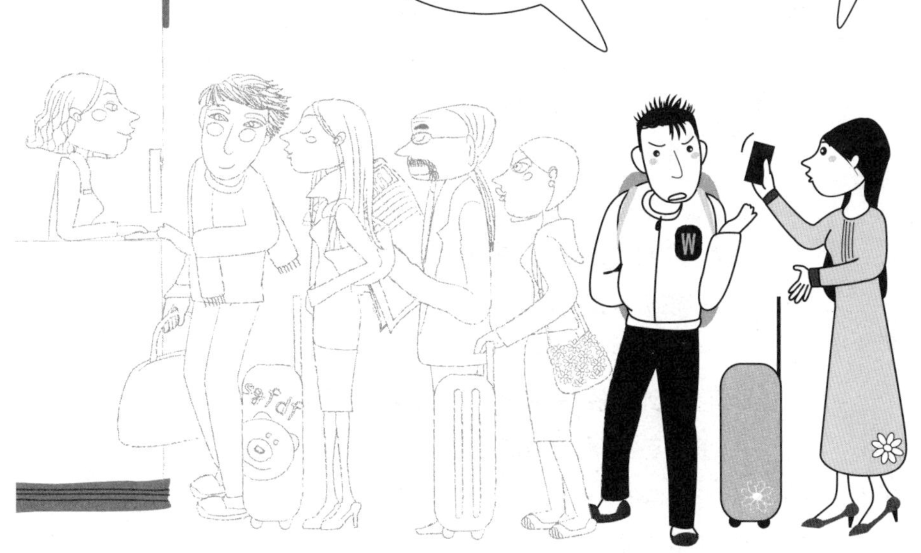
人那麼多！要等多久啊！很煩耶！可不可以快一點！
你要不要趁排隊時回臉書留言，你那篇PO文很多人回應喔！
W

改善人際關係，從學習表達和傾聽開始

ADHD患者小時候看起來活潑熱心、愛講話、喜歡交朋友、會耍寶起鬨，只要不是太調皮搗蛋，人緣可能還不錯；但是到了青春期和成年期，他們磨磨蹭蹭、不守時、無法如期完成該做的事情、缺乏耐心、魯莽急躁、散漫草率、缺乏界線、不清不楚的表達方式，可能就會引起別人反感，再加上他們粗心大意、對別人的情緒缺乏洞察力，話多、愛插嘴、亂接話、白目，可能闖了禍卻不自知，造成社交上的障礙。

要改善ADHD的人際關係，首先要改善表達和溝通技巧。可以從以下五方面著手：

改善說話特質，放慢速度，整理之後再表達

ADHD患者通常講話很快、冗長、不清不楚，咬字含糊不清，好像在碎碎念，嘰哩咕嚕講一堆，沒有重點。而且情緒容易激動或興奮，常會音調突然拉高，或變得很大聲、嗓門很大、聽起來很兇，別人誤以為他在發脾氣或罵人，自然就對他敬而遠之，或是指責他。

ADHD講話還有一個特性，就是很急，一開口就劈哩

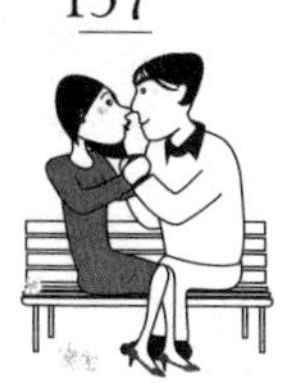

啪啦一直講不停，話題跳來跳去或繞來繞去，缺乏組織性和流暢性，因為他的腦袋裡想法太多了，好像流星雨一般迸裂散出來，他急著想要抓住它們卻又無法掌握，別人更是聽得一頭霧水，不知道他到底要表達什麼。

要改善這些溝通表達的缺點，第一步我會提醒他們要放慢速度，把話講清楚。我也會建議親友跟他們講話時，清晰簡明扼要，不要有情緒化的語詞。這簡單的步驟瞭解不難，但需要重複的練習。

例如我會建議他們，以一段文章、一本書的一個章節、一首詩或一篇文章裡很喜歡的句子或段落，慢慢地用穩定的速度和音量，字正腔圓地朗誦出來。也可以找一篇有對話的故事和小說，請家人一起練習其中的對話，像演話劇一樣，一來一往，練習適當的說話速度和節奏。

如果要跟別人溝通，建議先打草稿，到底想要表達什麼？重點在哪裡？把要講的內容仔細想一下，組織整理一遍，再以簡明扼要的方式說出來。

這些基本說話能力的改善，需要一段時間的持續練習，最好是有家人或朋友在一旁鼓勵和提醒，甚至提供機會陪伴重複練習，進步會快一些。

增進對話技巧，不要搶話和岔題

ADHD患者的個性很急躁，沒耐心聽別人講話，經常粗魯地打斷別人的話題，急著講自己有興趣的部分，又不讓別人插嘴，一開口就停不下來，別人難有置喙之處。

如果是開會或大家一起討論事情，他就很容易恍神，根本沒聽進去別人說了什麼，事後碰到問題就一直去追問，有時候口氣很急切好像在質詢，咄咄逼人，讓人感覺很不舒服。

ADHD患者喜歡熱鬧又愛講話，參加宴會或派對時會四處主動找人攀談，但都是蜻蜓點水，聊兩句就轉移注意力而走開，交談的品質很膚淺。有時候則是讓人覺得熱情過度，明明才剛認識就滔滔不絕講著自己的事，或者根本搞不清楚狀況就胡亂插嘴，也不管別人的看法和立場，就一直在發表自己的意見，可能造成尷尬的場面。

此外，他們生性好管閒事，有正義感，喜歡給意見和打抱不平，只要覺得別人做的不對或講得不對，就很衝動地去指責或糾正別人，沒有顧慮別人的感受。

所以，ADHD患者一定要瞭解，這些行為模式可能是造成社交關係緊張和衝突的主要原因，唯有學習遵守對話禮儀，耐著性子聽人家把話講完（可以在心中默數數字，

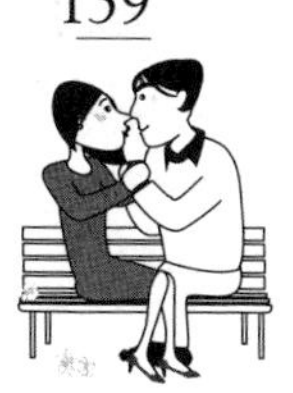

逐漸增加耐心），再開口表達自己的意見，試著當個傾聽者，大家輪流說話，利用小紙條提醒自己避免搶話或打斷別人，這樣人際關係就可以改善了。

ADHD患者會不斷搶話和插嘴，除了衝動、缺乏耐心、無法等待之外，還有一個原因是他們很容易健忘，因為怕忘記所以就急著說話。所以隨身帶著小筆記本或善用手機記事本，聽到或想到的事情先寫下來，就不怕忘記，也可以降低焦慮的情緒。

他們沒法專注一個話題，經常很快轉到另一個甚至好幾個不同主題上，也會引起溝通的困難，造成他人怯步或引起爭執。建議可以先記下這次談話的主題，盡量時間縮短，一次只談一個主題就好，加上事先和同事朋友溝通，若發現自己又岔開話題時，請大家及時提醒。

另外，若開會和討論事情時實在沒辦法專心，可以用手機或mp3錄音，或者若可行，請同事在每個段落把結論告訴他，以便掌握開會的主軸。

更重要的是調整自己說話的口氣，態度要溫和有禮貌，音量要小聲且放慢速度，例如「不好意思，因為我很容易被干擾而沒辦法專心，可以拜託你的音樂轉小聲一點嗎？」「謝謝你的耐心，我剛才沒聽清楚，你可以再講一次嗎？」「你的步驟跟我記得的好像不一樣喔，你要不要再確認一下？」……這些句型多多練習，熟能生巧，成為說話的習慣，應該可以慢慢修正講話的方式和態度。

如果是跟家人或朋友在一起，也可以主動請他們幫忙：「當我又搶話或岔題的時候，請你提醒我一下。」「我如果講話太快太急，請你告訴我，我會學習放慢速度。」只要自己願意改變，身邊的親友絕對是最好的助力。

加強傾聽技巧及耐心

要讓ADHD患者學會傾聽，是一件很困難的事。他們很容易分心、插嘴、岔題、一心多用、心不在焉，別人再三交代的話，他一轉頭就忘記，或是交代第一、二件事可能還記得，到第五件事時，則只記得最後兩件事，讓人深感挫折。

訓練傾聽的技巧的第一步是，交談時要看著對方的眼神，這樣有助於提升專注力。其次，談話的環境最好安靜一點，不要有太多聲音和視覺刺激。最好是先找好適當的地方，不急著講話，可以放鬆坐下來，慢慢講，因為站著講話比較容易讓ADHD分心。

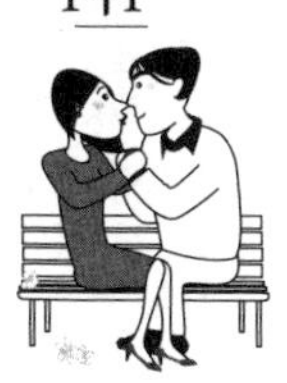

為了讓對方知道你有在傾聽，當人家說話時，你若覺得認同，可以點點頭；若覺得不清楚，可以請對方再講一次；若有不一樣的意見，可以等對方講到一個段落，再提出疑問。透過回應和互動，對方就比較知道你的態度和想法，彼此對話的品質也會提升。

為了避免談過的話很快就忘記，可以再次跟對方確認：「結論是，明天下午四點半先討論細節，五點要一起去拜訪客戶，是嗎？」「你的意思是，我負責洗燙衣服，你負責打掃廚房，對不對？」透過再次的覆誦確定聽到的內容，可以增加記性，也讓對方感覺到你的認真和誠意。當然，此時最好同步把這些結論記在手機、寫行事曆或筆記本，並且在手機和電腦裡設定訊息提醒。

非口語的溝通技巧

1. **眼神接觸：**ADHD患者交談時往往心不在焉，不習慣看著對方，經常左顧右盼，甚至一面滑手機、看電視、戴著耳機聽音樂，看起來很不禮貌，也無法進入交談的情境。建議平日透過鏡子，練習看著自己的眼睛說話，跟喜歡的親友練習說話時，嘗試盯著對方的眼睛和鼻子的三角地帶，習慣眼神接觸和談話時的專注力。與人交談時，要將手機收進袋子裡，拿掉耳機，提醒自己和別人的眼神接觸了才開始談話。

2. **臉部表情：**根據我長期看診的經驗，成人ADHD往往看起來比實際年齡還年輕，臉上經常帶著單純的稚氣，看到周遭任何東西都充滿好奇，想要去摸看看，個性雞婆又愛講話，跟小孩子可以玩得很開心。這是ADHD天生的優點。所以我會告訴他們，有時候不必講那麼多話，只要經常展現活力的微笑，多一點自信和放鬆，大家就很想親近你。但是也有不少人總是嘟著嘴，一臉不高興，讓人看了就生氣，甚至被唸幾句就發脾氣。因此要瞭解，一個小小的不悅眼神可能就會引起大大的誤解和難以收拾的後果。建議與人交談前，帶著隨身攜帶的小鏡子，確定是微笑的表情，自己看了也心情好，再開始互動。

3. **姿勢：**ADHD患者常出現一些吊兒郎當的姿勢，坐沒坐相、站沒站相、兩手交叉在胸前、不斷抖腳，這些姿勢常會讓人覺得輕率、沒禮貌，要盡量注意避免。建議不管在任何場合，不論站或坐，等待或交談，要選擇最不會出現上述姿勢的角落或座位，並且提醒自己要控制不恰當的過動行為。

4. **身體動作：**ADHD不太懂得拿捏人與人之間適當的

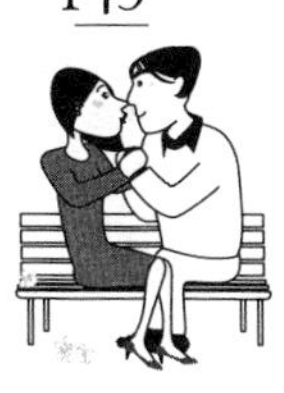

距離，有時候跟人講話就越貼越近，甚至坐著東倒西歪躺到別人身上，很容易讓人不舒服或引起誤會。他其實沒有別的意思，只是少根筋，所以很需要身邊的人幫忙提醒。他們也可以提醒自己至少要跟人保持一個手肘以上的距離，坐在沙發上時，可以將靠枕放在彼此之間。

學習溝通和勇敢面對批評

ADHD患者容易衝動，在人際關係上難免會吃虧。尤其碰到委屈或不合理的事情，他若控制不住脾氣而罵人，反而讓自己招致負面的批評。

ADHD患者小時候可能常被用負面字眼批評（例如老是學不乖、懶惰、沒用、有你這樣的孩子真倒楣等），他們可能已習慣這些字眼而無動於衷，或深感自卑，或變得敏感而生氣。長大成人後，面對批評時要先學習判斷，別人（通常是主管、父母及伴侶）對我說的話是建議和提醒，還是批評諷刺。

例如原本想利用連續假期，全家一起開車到武陵農場玩，卻因為花季期間實施交通管制，只能搭乘大眾交通工具前往，ADHD患者可能會感到非常挫折。若是太太說：「好吧，那我們只好換地點囉。如果還是要去武陵農場，就要趕快訂車票。」這是很好的提醒和建議，此時可徵詢其他家人的意見，以便決定下一步。

但如果太太說：「又來了，你每次辦活動都沒有事先規劃好，算了，還是在家比較輕鬆，每次出們總是丟三落四，都一肚子火。」這是負面批評，不妨先深呼吸，在心中數數字，想像太太很失望才會講氣話。確實，之前很多次都搞砸了，可以先道歉，並告訴太太自己計劃很久，想給家人一趟快樂的賞花之旅，沒想到花季交通措施改變，覺得很挫折，謝謝她的瞭解支持，希望她能給予建議，以便共同決定下一步。若是太太仍然生氣不滿，則可以走開一下轉換情境，順便整理思緒，等到彼此情緒平穩再進一步溝通。

又例如老闆開完會後，卻突然對昨天交給他的報告不滿意，臨時命令你改變主題，今天內趕出另一份報告，但根本不可能。你不要馬上發飆，或陷入恐慌，最好先冷靜想一想如何解決這個問題，想好了之後，用理性的方式去跟老闆溝通：「現在離下班只剩下兩個小時，但這份新的報告最快也要五、六個小時才能完成，可否明天中午再交呢？還是有其他方法可以替代？如果今天絕對要完成，那就要犧牲部分的品質，有可能要重做，你覺得哪個方式比

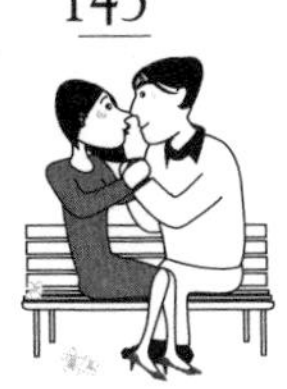

較好？」

當然，溝通不一定有成果，但學習溝通卻是成年人必修的功課，這對ADHD患者更加困難，所以可以和瞭解自己且願意協助的親友練習角色扮演，多次演練，遇到溝通難題才有能力處理。

ADHD也比一般人更無法忍受批評。當事情沒做好、說錯話、忘記約會、粗心大意犯錯，難免會惹人生氣或挨罵，個性衝動的他們很可能會發火和回嘴，造成更大的衝突。

所以ADHD患者最好從日常生活就訓練自己，冥想、深呼吸、沉住氣。如果是自己的失誤，就要勇敢道歉：「對不起，我遲到了。」「很抱歉，給大家添麻煩了。」「我下次一定會努力改進。」願意坦然面對錯誤並且誠懇道歉，可以防止衝突繼續擴大。其實只要讓別人不舒服時，說聲對不起，可以化解很多不必要的情緒反應，千萬不要為了怕被責備而說謊、逃避、找一堆藉口來推托責任，這只會讓人際關係越來越糟糕喔。

適合的伴侶是最佳助力

ADHD熱心直率、活潑好動，喜歡跟陌生人攀談而交上朋友，所以一般來說，相當有異性緣，對方會覺得他們很風趣，有一堆稀奇古怪的想法，愛胡謅也很無厘頭，初期相處起來很開心。當他們展現積極又熱情的追求行動，對方很容易被吸引，而開始談戀愛。

但是，在交往的熱戀期過後，ADHD的缺點開始浮現。經常忘記約會、不守時、沒耐心、喜新厭舊、不愛整潔、說話不算話、粗心大意、生活一片混亂，雙方可能陷入爭吵，分分合合。ADHD患者較不能洞察問題的癥結，對於溝通的話語，有時候過度敏感，有時候聽而不聞，不太會處理人際關係的衝突，也不知道要如何解決問題，只好不斷逃避、發脾氣、敷衍了事，讓對方更傷心生氣，戀情或許就此告吹。

這時候，為了避免對方的誤會，ADHD患者或許可以開誠布公坦然告知自己的病情，甚至請對方一起陪伴去就醫，讓對方知道你不是故意的，而是有先天的注意力缺陷，目前正在努力治療和克服。如果對方可以接受，對ADHD的治療將有很大的幫助。例如下面這個例子：

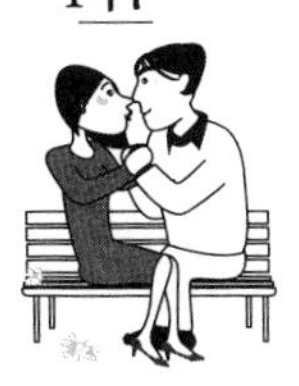

【3C成癮的外商主管】

艾力克是一位在臺工作的美國人，大學時在美國已經確診有ADHD，五年多前因ADHD症狀影響工作表現和人際關係，並伴隨成癮問題影響收支平衡而前來求診。他是主管階級，月薪有二十萬，卻欠了一堆卡債，原因是他對3C相關產品上癮。

他的工作非常忙碌，做事拖拖拉拉，根本沒時間花錢，但是只要看到最新款的電腦、手機、遊戲機和各種周邊設備，就無法控制地想要擁有，買到後玩個兩、三天就又膩了。他家裡光是筆電和平板電腦就有好幾部，還有各式各樣新潮的電子產品，有些連膠膜包裝都還沒有打開過，可是他還是繼續一直買，沒有辦法自我克制，整個房間堆得亂七八糟，幾乎沒有立足容身的空間。

為了改善他的財務問題，我請他列出家裡的3C產品清單，訂定行為契約，嚴格限制已經有的品項就絕對不能再買。治療一段時間後，他終於漸漸可以控制購買的衝動。

不久之後，他認識了一位有耐心又能協助他管理財務的女友，經常盯著他不可以亂買東西，還把不必要的東西清理乾淨。從此他的財務不但大幅改善，生活也變得整齊而規律，再也不需要醫師費心叮嚀。

愛情是很好的力量。所以，我常跟單身的ADHD患者說：「你們最好能夠找到一位你很愛很愛的伴侶，而對方的個性又剛好跟你互補，是比較細心、穩定、可信賴、有秩序感的，你只要聽對方的話，行為改變的學習效果會更明顯。」對ADHD患者來說，這是最圓滿的幸福。

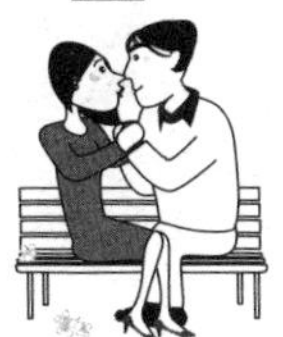

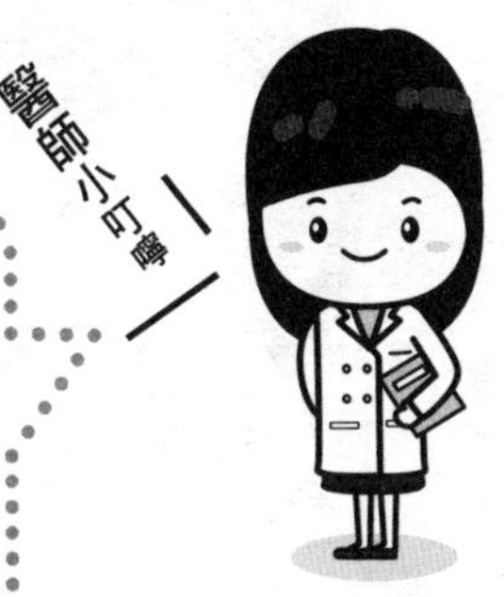

要改善ADHD的各種症狀，需要很大的耐心，急不來的。在這過程中，患者和家屬難免會很疲倦或有挫折感，這時候更需要互相鼓勵，彼此加油打氣喔！

【第五章】

改善情緒的自我練習

焦慮症與憂鬱症是成人ADHD常見的情緒困擾，
正向、理性的思考，以及練習放鬆身心，
是改善症狀的技巧。

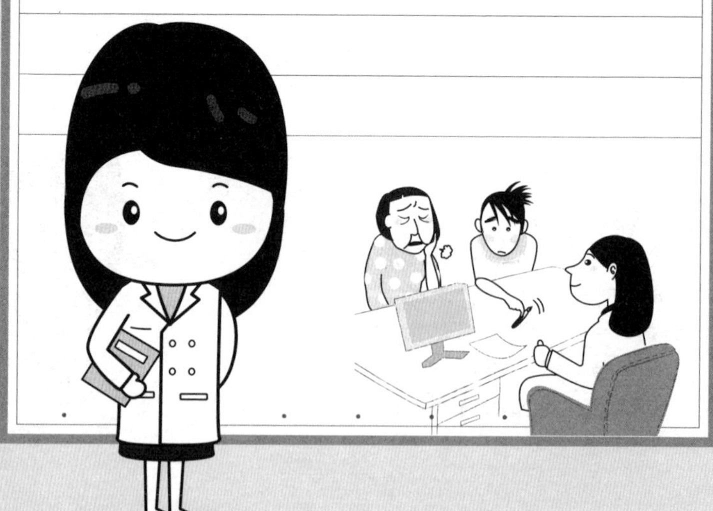

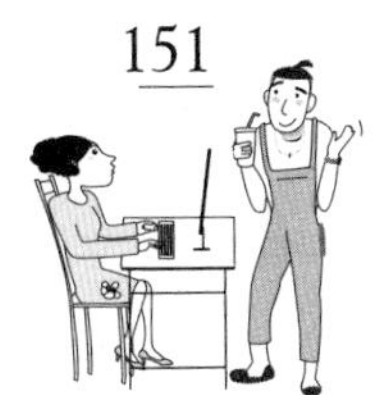

ADHD患者從小情緒調控較差，在青春期及成人期，不僅較一般人自卑，沒成就感，更容易發展出焦慮和憂鬱症狀。這些症狀可能是因為ADHD而附帶產生，但也可能達到焦慮症和憂鬱症的診斷標準，而需要精神科的專業診療。

負面思考容易導致憂鬱

成人ADHD最常見的情緒困擾是憂鬱。因為他們迷糊散漫的個性、忘東忘西的行事作風，可能從小就整天被罵，大大小小的事情力不從心，經常遭受父母責備和老師批評，導致自信心低落，對自己充滿負面想法，只要碰到挫折和困難，就陷入消極和退縮的情緒之中。

我先以一個案例來說明他們內在的負面想法與歷程。

【陷入憂鬱的資優生】

小勳從小就是數理科的資優生，但是成績起伏很大，作業拖拖拉拉，上課愛講話，沒在聽課，常發呆，老師不太喜歡他，同學也不願意跟他同組或一起作實驗。在高中時期，因為人際關係不好，他變得沉默寡言，不愛交朋友，因為覺得跟人妥協很累，反而專注在數理的興趣中，成績進步不少，順利考上理想大學之後，就不再就醫了。

大二的時候，他喜歡上一位學妹，卻不知道該如何表達，很擔心搞砸了，於是想到自己的物理和微積分是優勢，主動說要教對方，但對方卻很快藉故走開。有一天，他看到學妹和其他男同學有說有笑走在一起，也沒弄清楚他們是否在交往，就自以為失戀了。他的內心受到很大撞擊，覺得自己很失敗、很沒用，居然在心儀的女孩子面前都講不出適當的話來。

從此，他的自信心全然喪失，對一切都失去興趣，腦海裡不斷盤旋著「我很糟糕，即使我去告白也沒用，沒有人會喜歡我，我什麼都做不好，光會物理和微積分有什麼用……」的負面想法，全盤否定自己。

他不再參加任何社交活動，連原本最喜歡的科目也不去上課，別人的勸告他都聽不進去。最後，因為曠課太多，面臨被退學的命運。又再次印證了自己是很糟糕、很沒用的想法。這樣的惡性循環，讓他陷入更憂鬱的狀態。

ADHD患者容易有憂鬱傾向，是因為他們腦海裡經常出現一些自動化的負面想法，而這些想法很可能是扭曲的、似是而非的。例如「我再怎麼努力都沒用，教授一定會把我當掉」、「反正上班已經遲到了，乾脆就不要去好了」、「沒人會喜歡我」、「他剛才看我一眼，一定是在嘲笑我」、「我不必費力氣解釋，反正大家一定都說是我的錯」……。

這些負面思考不一定是事實，但ADHD患者卻非常固執，聽不進別人的勸說，總覺得自己的想法絕對沒錯，抱持著思考的謬誤而不願意修正。長期以往，這些負面思考當然會對自己的人生帶來更多的傷害。因此，改善負面情緒的困擾，學習正向思考和行動力，是處遇成人ADHD的要項之一。

ADHD常見的思考謬誤

1. **驟下定論：**沒看見事實、未確認別人真正的想法，馬上朝負面的方向去解釋事情。

ADHD患者總認為自己可以預測未來，不用看對方的眼神，就知道人家一定又在批評他；還沒有開口講話，就先認定人家一定聽不懂；看到別人在摸鼻子，就猜測人家在嫌棄他身上有怪味道。

他自以為很瞭解別人在想什麼，以為別人都在說他的壞處，「他們一定覺得我很笨」、「爸媽一定會說我偷用電腦，電腦才會壞掉」、「大家一定都不喜歡我」，但其實人家摸鼻子可能只是因為感

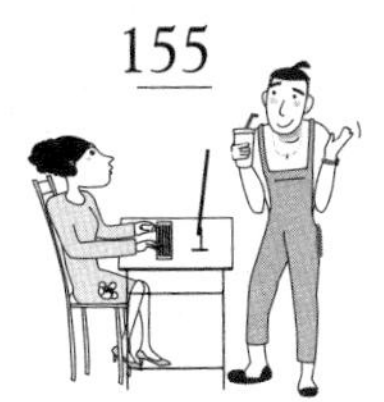

冒或過敏，跟他一點關係都沒有。

2. **全有全無：**看事情總是非黑即白，沒有中間立場或灰色地帶。

這是一種比較幼稚化的、二分法的、沒有彈性的思考方式，任何事情好像只有一個答案，不是「對」就是「錯」，不是「成功」就是「失敗」，沒有去想其他的可能性。

例如他認定一天只能做一件事，本來要寫報告，但是女朋友希望要一起逛街買衣服，他就覺得「完全不可能」寫報告了。但其實他可以跟女朋友溝通討論，白天先讓他寫報告，晚上再一起去逛街，當做努力工作之後的休閒或獎賞。這樣不是兩全其美了嗎？

有些ADHD很喜歡說「不可能、沒辦法、我不會」，變成一種口頭禪。我每次都要提醒他們，很多事情都不是絕對的，有很多可能性和變通的辦法，要再多想一想。

3. **把小事變成大事：**只要一點點出錯或小狀況，就把結果想得很嚴重。

有些ADHD會把一件小事看成不得了的大事，

譬如一次報告沒準備好，搞砸了，他就覺得自己很糟糕、一定會被教授當掉、會被老闆看輕、以後沒辦法翻身等等。但在別人眼中，事情根本沒這麼嚴重，只有他自己一直鑽牛角尖。

還有一種情況，就是原本小小的事情，卻因為他們的觀念和做法而讓負面效應不斷擴大。例如：

心儀已久的女孩終於願意跟至希約會。為了第一次約會，他慎重地使用好幾個鬧鐘提醒，以免自己忘記。好不容易準時出門了，走到捷運站才發現忘記帶錢包和悠遊卡，匆匆跑回家拿，出門後又發現忘了帶手機。眼看快要遲到，他已經顧不得手機了，決定搭計程車趕去，結果卻碰到塞車，卡在路上動彈不得。

他非常急躁懊惱，眼看時間一分鐘一分鐘地過去，他開始灰心，覺得女孩一定很生氣，一定會覺得他不講信用又不可靠而把他臭罵一頓。當約會時間超過半個鐘頭，他越來越沮喪，覺得女孩一定已經氣呼呼離開，對他非常失望，再也不會理他。他越想越難堪，覺得這時候再趕過去撲個空根本沒意

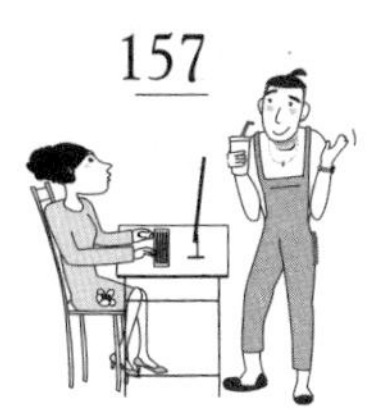

義，決定請計程車司機掉頭，乾脆回家算了。

但其實，女孩等了他整整一個小時，很疑惑又傷心：「他難道忘記了嗎？還是臨時有事？為什麼連一通電話都沒有？打他手機又沒人接，他就這麼不在乎我？可是他對我有說有笑，主動搭訕約我的啊！」

至希回家後萬念俱灰地躲進被窩裡，認為自己又把事情搞砸了，真是糟糕透頂。好幾個小時之後，他才看到手機的來電顯示，但他不知道要如何跟女孩解釋，也不想面對女孩的責罵，乾脆不回電話，就這樣擺爛，戀情果然很快就告吹。而他對自己也越來越失望，陷入負面的循環中。

這樣的模式在許多地方可能會重複出現。例如老闆交代今天早上一定要交報告，他預計晚上熬夜完成，但因為感冒而精神不濟，不小心睡著了。早上醒來之後，他心想完蛋了，一定會被老闆痛罵，於是乾脆不去上班。結果老闆更生氣。

其實，如果能夠立即回電，好好解釋所有經過，並提出補救或補償的辦法，或許事情並不如想像般嚴重，而可以順利解決，結果就會很不一樣。

4. **個人化：**把事情的責任全往自己身上攬，認為一切都是他的錯。

在ADHD從小到大的經驗裡，每次他跟同學吵架或打架，老師總認為是他的錯，即使是別人先惹他，但他因為無法控制脾氣，因此老是被罵、被罰。到後來，他就習慣擔任代罪羔羊，覺得有任何錯誤都要由他承擔。

譬如看到女兒放學回家，很不高興地嘟著嘴不講話。通常媽媽很自然會猜想：「女兒是否在學校碰到什麼不愉快的事？考試成績不佳？跟同學吵架？被老師責罵？……」

但是，有負面思考的人第一個念頭卻會懷疑自己：「是不是我做了什麼錯事惹女兒生氣？她為何都不理我也不看我，我是否說錯話？……」把一切問題都認為跟自己有關，是自己的責任。

5. **負向聚焦：**看事情的角度都是負向的，對別人諸多抱怨。

大家都聽過半杯水的例子：正向的人很高興還有半杯水，負面的人卻抱怨只剩半杯水。有些

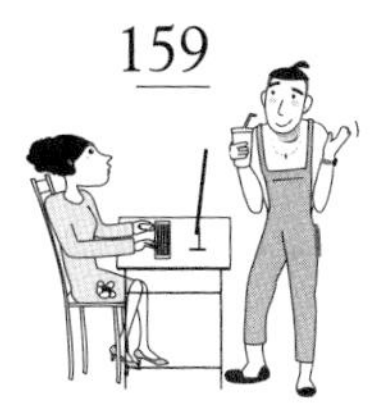

ADHD容易看到事情比較壞的那一面，常覺得大家都對他不好，怨東怨西，嫌家裡電腦太慢、家人太吵、自己很倒楣、爸媽不夠有錢，而忽視別人稱讚他、鼓勵他、包容他，也忽視自己所擁有的優點和才華。他只看事情的負面部分，不停地抱怨，不僅加重其憂鬱情緒，也造成親友同事的困擾而逐漸遠離。

6. **我必須、我應該：**不管事情是否合理，一概認定自己必須符合別人期待。

ADHD從小就很希望獲得別人的肯定，渴望一聲讚美，所以會比別人更努力爭取表現，希望把每件事都做好、做對，即使是他不需要做的事情，他也會攬到自己身上，認為「我必須」、「我應該」把它們做到盡善盡美。如果情況比較嚴重，甚至會出現類似強迫症的症狀。

譬如有一個案例，他是因為學校報告總是做不完，快要被當掉而來求診。仔細會談之後，發現他並不是沒有完成作業，而是他要一再跟老師和同學確認作業內容，寫完之後又覺得不夠好，重寫了幾次都還不滿意，因此一直拖延無法交出。他覺得自己「一定要」、「必須要」做到滿分，好讓老師和同學對他刮目相看。

面對這種個案，我會重新評估他的ADHD症狀，丟三落四的部分要改善，但苛求完美的部分則要學會放鬆，以免給自己帶來太多壓力。

從負面思考轉向正面思考

針對ADHD常見的負面思考，醫師除了訓練患者改變認知之外，家人和親友也可以一起加入協助，每次患者出現負面思考，就立即給予正向的提醒，在日常生活中不斷練習，經過一段時日之後，患者就越來越能保持自覺，不斷自我修正，減少負面思考的產生。

以下是一些實用的正向思考建議，可以在日常生活中反覆練習。

1 .**負面想法：我沒有別人那麼有能力，我做不好的。**

◎正向想法：我不需要每件事都做得很好，別人也一樣，有些事表現很優秀，有些事就比較不擅長。最重要的是找出自己的優點和長處。

如果你對自己沒信心，就要想辦法找出自己的長處，有哪些事是你很喜歡、可以一直樂在其中、

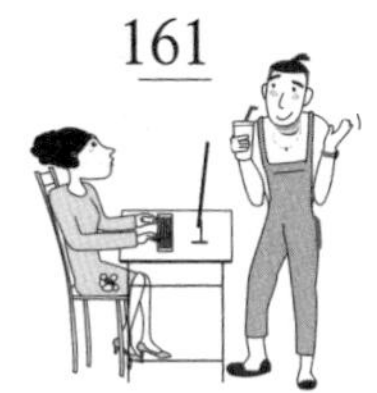

不會感到厭煩的？這些事情通常就是你的專長和興趣所在。

同時，你也要學習以正向眼光看待自己。譬如有人批評你太愛講話，認為這是一個缺點，但是它也有好的一面，在舉辦活動的場合若怕冷場，你的個性就變成優點，因為你常會提出一些有趣的話題，促動大家交談，幫忙炒熱氣氛。

所以你可以學習修正，適度評估說話或接話的時機，控制講話的音量和速度，該停就停，讓別人也有機會講話，但不必全盤否定自己，因為你的身上也有許多優點呢！

2. **負面想法：我根本做不完的，努力也沒用，因為我有ADHD。**

◎正向想法：我有多次完成工作的經驗，只要我去嘗試，就可以學到一些經驗和技巧，越來越進步。我可以把工作拆成許多小部分，一件一件依序解決，總會慢慢完成的。

有些ADHD從小就會習慣說：「我有ADHD，所以不可能考到好成績，不可能記得這些事情，沒辦法做事有條有理啊！」

我常跟個案講，不可以把ADHD當作藉口，因為你已經在治療了，父母和醫師都跟著你那麼地努力，只要你願意改變，絕對可以進步的。

接著我會鼓勵他：你如果沒有試著接受挑戰、認真動腦的話，怎麼知道自己能力的最高點到哪裡？而且做事情有很多技巧，你可以像切蛋糕一樣，把一件工作分成很多小部分，先解決掉一些部分，就有成就感，至於比較難的部分，可以慢慢想辦法，或請其他人一起來幫忙，一步一步來，很多事情都是可以完成的。千萬不要輕易放棄，因為放棄很容易，但是很難重新開始，以後會付出更多的代價。

3. **負面想法：我一定會漏東漏西，出現錯誤。**

◎**正向想法：就算沒有ADHD的人也會犯錯，這是人之常情，重點是要學會如何檢查，以減少錯誤發生的機會，從錯誤中學習，進步會更多。**

人們在忙碌、時間緊迫或有壓力的時候，多少會出現錯誤，這是難免的，不是只有自己會犯錯。如果因此造成別人的不方便，我們要真誠道歉，跟人家說對不起，即使被批評或被責罵也要虛心接受。

更重要的是要從錯誤中學習，一再檢查自己容易疏漏和犯錯的地方，想辦法改進，例如做一張檢核表，一一確認是否每項都檢查過了，或者請別人幫忙提醒。只要發現自己有進步，內心就會有充實感和成就感，也會對自己越來越有信心。

4. **負面想法：沒有人想要聽我說話，因為我講的都是廢話。**

◎**正向想法：我只要充實說話的內容，判斷說話的適當時機，就可以跟別人好好交談。當我更清楚地表達我的意見、想法和感覺，別人也會覺得很有意思。**

ADHD小時候通常很愛講話，長大後卻因為別人的批評而退縮，變得沒有自信。其實，他們講話有時候很無厘頭、不按牌理出牌、常會冒出一些冷笑話，很有趣的。

所以，不要認為所有人都不喜歡聽你講話，你只需要充實講話的內容，並且修飾一下講話的技巧，不要自顧自地一直講下去，要懂得適時踩煞車，讓別人也有機會講話，就可以跟人自在愉快地交流。若是聽人說話會心不在焉，可以用小本子記下重點，增加交談的流暢性。

5. **負面想法：大家都討厭我，覺得我喜怒無常，很愛發脾氣。**

◎正向想法：我比較坦率，敢於表達，也有人會欣賞我這種個性。當然我也要學習自我控制，不要亂發脾氣，想辦法用理性來溝通，別人就會看見我的進步。

其實，過度的壓抑情緒也不好。每個人都有心情不好的時候，ADHD患者不習慣壓抑，會誠實地把情緒表現出來，也有人會很羨慕這種個性呢！

ADHD這種坦率的個性，有時候確實會吃虧，例如面對老闆不合理的要求，大家都只會私底下抱怨，ADHD患者卻敢直接表達，也許可以獲得同事的喝彩，也可能為自己招惹麻煩，但這也是他們可愛的地方。

當然，ADHD患者也要學習控制情緒，不要變成亂發脾氣，以平穩的語氣細說事情原由及自己的感覺，以理性態度來溝通，人際關係也會越來越好喔！

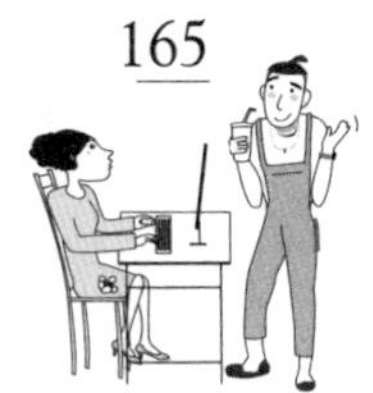

6. **負面想法：沒有ADHD的人，都會比我快樂。**

◎正向想法：每個人都有自己的煩惱，只是我們看不到而已。不必比較，只要學會珍惜所有，讓自己越來越快樂，就夠了！

有憂鬱傾向的人總以為別人都很快樂，什麼都有，只有自己每天愁雲慘霧。但事實並非如此。每個人對事情的解讀差距甚鉅，家家有本難念的經，每個人都有自己的辛苦和難處，有人壓抑，強顏歡笑，有人過度表達負面的想法，因此無法單純以外表判斷是否真的快樂。

有些人整天光鮮亮麗，西裝筆挺，很有權威地發號施令，在別人面前裝得非常堅強，但是說不定他回到家就躲起來大哭一場，或者需要不斷抽煙喝酒或透過藥物來紓解壓力。快樂與否，是一種很主觀的內心感受，不是外人能夠判斷的。

所以不必羨慕別人，說不定有人還會羨慕ADHD的少根筋和粗線條呢。有不少個案就是如此——被罵過，很快就忘記，很能夠接納自己，也不會記恨，所以思考越來越正向，日子過得輕鬆自在，知足常樂。

【阿耀的快樂哲學】

阿耀的哥哥姊姊都是資優生，功課好，人緣佳，從小就不需要父母操心。但阿耀從小過動、經常放空、調皮搗蛋，上課不專心，功課很差，爸媽心疼同樣是聰明的孩子，為何表現差這麼多呢？只好經常陪著他寫作業、整理書包、收拾房間，親子關係變得很親密。爸媽常常跟他說：「你知道我們都很愛你呦，一定要讓我們幫你喔！」阿耀高興地點點頭。

哥哥姊姊長大後都是忙碌的醫生，人人稱羨。而阿耀勉強念完高職後，還是一樣坐不住，求職不順利，在爸媽協助下開了一間小吃店，每天工作很勤快，熱情親切地招呼客人，在善於精打細算的太太掌理下，經濟還算不錯。週末只要天氣晴朗，索性不營業，全家出遊，快樂融融。

幾年後，阿耀帶著孩子來求診，才發現自己也有ADHD，於是跟孩子一起接受治療。他回看自己的成長過程，並不認為ADHD帶給他任何苦惱，因為他是全家最快樂的人，不像哥哥姊姊從小整天補

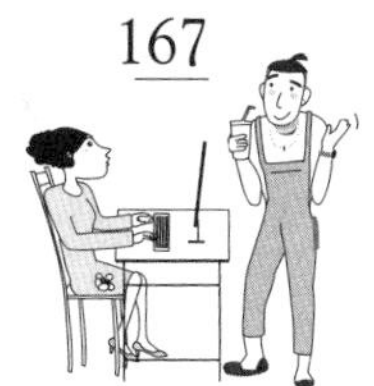

習和考試，深怕成績不夠優秀，當醫生之後，經常忙得沒時間好好吃飯，天天要看診又要寫報告，尤其臺灣的醫療環境逐漸惡化，身心壓力更大，漸漸失去笑容，也沒辦法像他享受家庭生活，有較多時間陪伴家人。

有ADHD症狀，讓他有點擔心，但想想好像也沒什麼好煩惱的，大不了兩個孩子長大後都去開個小店，照樣可以快樂過日子。

7. 負面想法：我最好離大家越遠越好，因為我會沒禮貌或冒犯別人。

◎正向想法：我不要因為過去不好的經驗，就認定自己不行。我並不是故意無禮或冒犯別人，只要有人提醒我，我一定會努力修正。

ADHD患者小時候不懂得人我界線，又過度好動，常會隨便觸摸別人，隨手拉別人的頭髮或無緣無故去碰撞同學，惹得同學生氣開罵，甚至回擊或躲開。他們自尊心常受到傷害，長大後漸漸變得退縮，不太跟人交往，好像獨行俠一樣，但內心其實還是很想交朋友，只是害怕受到排斥所以主動遠離，甚至變成宅男宅女。

看到他們從小到大的人際互動由主動干擾到退縮逃避的改變，感到詫異，我常會給予正向的思維：「哇，那都已經過去了，每個小孩子多少會惹人生氣，被說沒禮貌，小時候大家都鬥來鬥去。如果你不去找別人，就不會知道有很多人是喜歡你的，很樂意跟你交朋友。交交朋友，可以分享你覺得有趣的事，你要給自己機會去嘗試，也要讓別人有機會接近你。」

8. **負面想法：我的情緒不穩，可能會在眾人面前失控大哭。**

◎**正向想法：心情不好時本來就可能無法控制情緒，即使在大家面前痛哭，也不是世界末日。最重要的是，哭泣發洩情緒之後，要如何學會解決問題。**

ADHD患者確實比較難以控制情緒，不只是容易生氣，也容易因為過度敏感而受傷。譬如開會遲到而挨罵，一般人只會覺得不好意思而不斷道歉，但ADHD患者卻會認為自己很糟糕、很沒用、很失敗，連準時這樣的小事都做不到，覺得自己的一切都被否定了，因為強烈的挫折感而大發脾氣，或者

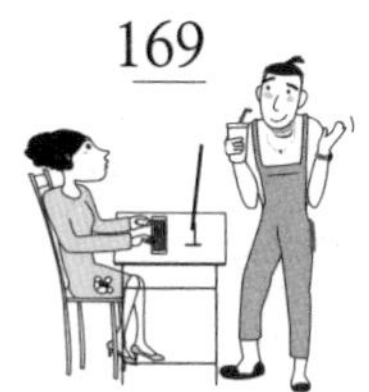

當場痛哭，不管怎麼安撫他都停不下來。

我會說：每個人都會有心情不好，感情脆弱的時候，即使是我，當我想念父母或者很失望很難過的時候，也會掉眼淚，甚至哭了。把情緒表達出來並沒有錯，是健康的。

就算在別人面前哭泣也沒關係，並不是一件多麼糟糕的事，不必感到不好意思，或者天要塌下來了。你要先接納自己，安慰自己，然後再進一步想想為何會哭？為什麼會心情不好？怎麼回事呢？再思考解決的方法。

9. **負面想法：我對我做的每件事情都感到絕望，這輩子應該會一事無成。**

◎**正向想法：只要每天進步一點點，就會越有自信和快樂，這是很棒的成就。**

有些ADHD患者才十幾二十歲，就會悲觀哀嘆：「我覺得我這輩子什麼都學不會，做不好，一定不會有什麼成就。」我馬上提醒他：「你的人生才剛要開始耶，還有很多機會，很大的學習成長空間，怎麼就認定自己絕對不行呢？」

確實ADHD患者在學習上是比一般孩子來得慢

些，但是人生並不是看起跑點，而是看整個過程和終點。許多有成就的人並不是從小就一帆風順的，名校畢業的他可能繞了很大的圈子，終於找到適合自己發揮的舞臺，活出自己的光彩。ADHD患者只要找到真正的興趣，就會積極投入，變成工作狂，發揮天賦而有所成就。

所謂的成就並不一定是追逐名利，而是自己在各方面不斷地成長和進步，譬如以前不懂得體諒父母，說話辭不達意，懶得交朋友，現在慢慢學會跟人相處，改善對父母的態度，越來越有自信，就是一種很棒的成就，也會帶給自己快樂。

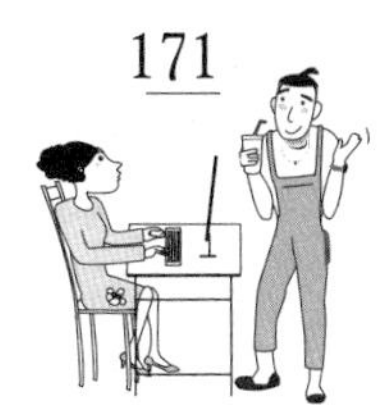

焦慮與身心症狀

成人ADHD也有相當高比例會出現焦慮的症狀，因為從小一直有力不從心的感覺，較多挫敗和痛苦的負面經驗，當類似情境出現時，可能會勾起難堪的記憶，而變得很焦慮。（如圖五）

〔圖五〕情境、焦慮、想法、身體症狀、行為的循環圖

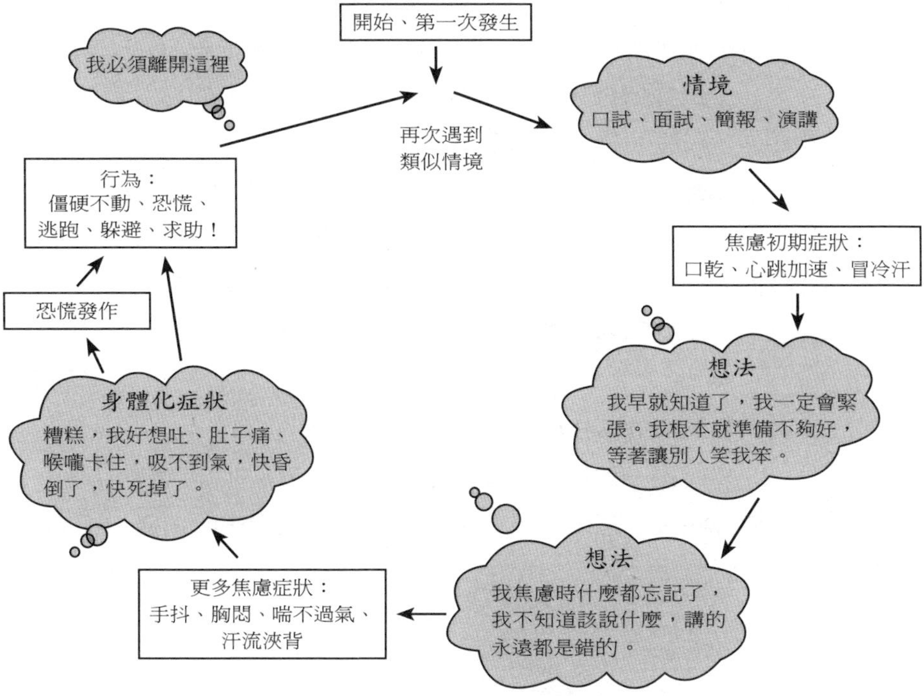

開始、第一次發生

情境
口試、面試、簡報、演講

焦慮初期症狀：
口乾、心跳加速、冒冷汗

想法
我早就知道了，我一定會緊張。我根本就準備不夠好，等著讓別人笑我笨。

想法
我焦慮時什麼都忘記了，我不知道該說什麼，講的永遠都是錯的。

更多焦慮症狀：
手抖、胸悶、喘不過氣、汗流浹背

身體化症狀
糟糕，我好想吐、肚子痛、喉嚨卡住，吸不到氣，快昏倒了，快死掉了。

恐慌發作

行為：
僵硬不動、恐慌、逃跑、躲避、求助！

我必須離開這裡

再次遇到類似情境

例如明天有重要的口試，一般人當然也會緊張，戰戰兢兢做準備，但ADHD患者卻聯想到過去不好的經驗：「我根本不可能通過考試，主考官一定會覺得我很笨！我只是讓他們看笑話而已。」他想東想西，不斷浮現負面想法，該準備的講稿卻一直記不住。只要想到明天的考試，就覺得胃很不舒服、口乾舌燥、坐立不安、狂流手汗、全身忽冷忽熱、忍不住發抖、睡不著覺。

到了考試當天，有些ADHD患者不只出現焦慮症狀，甚至嚴重到恐慌發作，突然覺得沒辦法呼吸、臉部漲紅、心跳加速，肌肉僵直無法動彈，好像隨時會昏倒。有些個案甚至慌張地轉身逃跑，驚惶不安躲進廁所，把自己關在裡面一段時間無法走出來。

當焦慮發作時，也會出現過動和過勞的情況，他會不斷找事做，完全坐不住，情緒一直很煩燥，腦袋裡有很多負面想法和擔心，說話比平時更多更急，一直焦躁地碎碎念，不斷打擾到周遭的人，惹得大家不高興。

減少焦慮的放鬆技巧

焦慮是一種很不舒服的感受。當出現這些症狀時，試著放慢呼吸，想像自己在風光明媚、徐風吹來的湖邊，不

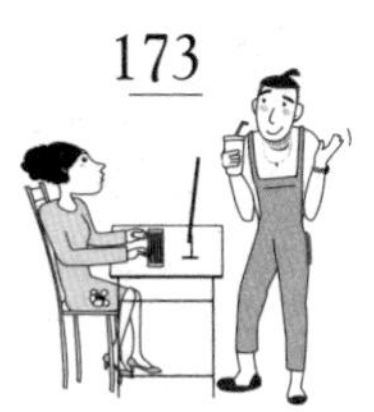

必害怕也不要逃避，逐步練習降低焦慮的方法，讓身心慢慢恢復平衡。

跟憂鬱一樣，焦慮往往也伴隨負面想法。所以，當焦慮出現時，可以分析自己有哪些負面想法，如前所述，以正向思考取代這些負面想法。

譬如你的負面想法是：「我根本不可能通過考試，主考官一定會覺得我很笨！」你可以把它改成：「又還沒考試，怎麼知道我一定不會通過？我已經有認真準備，只要慢慢講，一定會通過。就算沒通過，也不是世界末日，至少我又多了一次考試經驗，一定有收穫的。」

當負面想法被正向思考取代，焦慮就會降低，身心的不舒服也會改善。

要減輕焦慮還有一個很好的方法，就是放鬆練習。因為焦慮是一種緊張狀態，如果身心可以放鬆，焦慮即可緩解。放鬆練習是將注意力轉移到可以讓自己心情平靜的事物上，及增加對身體的覺察。

在日常生活中，我常用也常介紹三種簡單的放鬆技巧，可以隨時隨地運用。（在本系列林奕廷醫師所著的《放輕鬆，不焦慮：自律神經的保健之道》一書的第五章，有詳細介紹。有興趣的讀者可以參考。）

1. **自發性放鬆配合呼吸訓練：**

這是很自然、來自內心的放鬆方式，利用冥想、身體察覺、重複對自己說話和建議，配合腹式呼吸以減輕壓力。練習時，可以找一個安靜的地方，穿著舒適衣服，坐下來或躺下來皆可。閉上眼睛，想像自己正處於曾經去過的最舒服放鬆的地方，同時配合呼吸調整。

（1）剛開始深度緩慢的呼吸，腦中數著數字，呼氣的數字是吸氣的兩倍，逐漸增加。例如剛開始吸氣數到「1」，呼氣就數到「1，2」；吸氣數到「1，2」，呼氣就數到「1，2，3，4」。時間慢慢拉長，吸氣從1數到6，呼氣從1數到12。

〔圖六〕腹式呼吸練習

鼻子吸氣，腹部漸漸凸起，
默數1、2
鼻子或嘴巴呼氣，
腹部漸漸凹下。
默數1、2、3、4

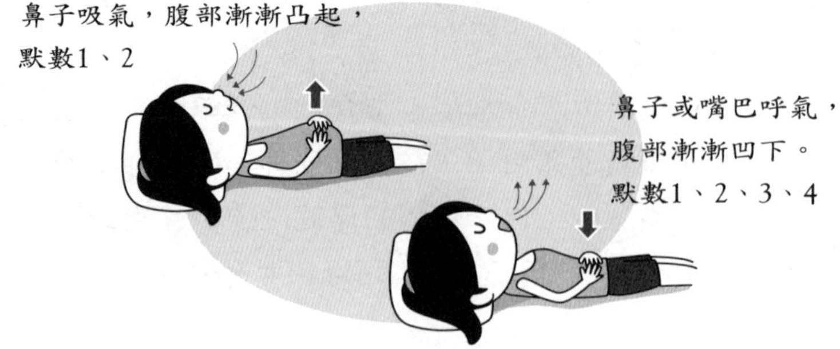

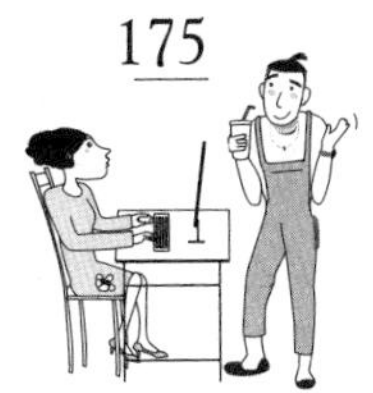

然後再反過來，時間逐漸縮短，最後回到吸氣「1」，呼氣「1，2」，結束練習。整個過程持續深度呼吸。（如圖六）

（2）想像自己在最悠閒的地方（例如日本箱根的湖邊，面對富士山），從身體的各個部位（例如頭頂、右肩、左手臂等），依序逐步，小聲地說或在心裡唸著：「我的右手臂變得（吸氣）軟軟的，重重的（呼氣）」。練習多次後，「我的右手臂變得越來越軟（吸氣）越來越重（呼氣）」，然後完全放鬆，攤在那裡。之後再換另一個部位，重複這些放鬆的步驟，直到全身都放鬆為止。

2. **漸進式肌肉放鬆：**

這個方法主要是專注在緩慢地用力緊縮身體的某一個部位（約五秒），再徹底地放鬆（約三十秒）。如此重複地「繃緊－放鬆」肌肉群，幫助自己覺察鬆緊之間差異的身體感覺，可以從頭部一步步地往下到腳趾處，也可以從腳趾逐步地往上到頭頂。

例如眼睛用力閉緊，然後放鬆。脖子和肩膀用力繃緊，再放鬆。肚子肌肉繃緊，再放鬆。大腿肌肉繃緊，再放鬆。小腿肌肉繃緊，再放鬆……。就這樣全身肌肉輪流，先繃緊再放鬆，藉由一緊一鬆的練習，全身肌肉都得到放鬆效果，焦慮的情緒也會漸漸平靜。

3. **冥想放鬆：**

閉上眼睛，想像你來到一個很美麗的地方，譬如一望無際的綠色草原，有許多可愛小花迎風搖曳；或者是一片蔚藍的海洋，你輕輕走在潔白的沙灘上，溫暖的海水一陣陣拂過你的雙腳；或者是坐在日月潭邊，湖面平靜，一個人享受著涼風徐徐吹來的悠閒感受。

在冥想的過程，盡量運用五官的感覺（視覺、聽覺、嗅覺、味覺、觸覺）去想像，感受溫暖的陽光、黃昏的美景、聞到花草香、涼風吹拂肌膚的感覺，讓這些美好感受幫助自己放鬆身心。

其他的放鬆方法還有按摩、打坐、太極拳、瑜珈、音樂或藝術治療等，可以選擇適合自己的方法，達到放鬆的效果。

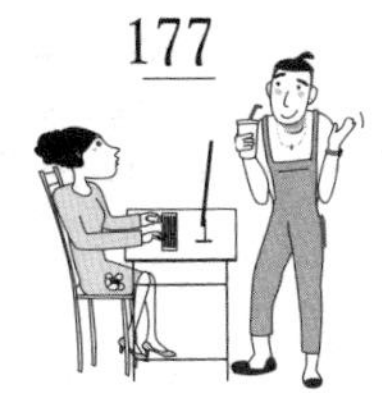

化解生氣情緒的五個步驟

ADHD患者的情緒調節功能比較差，只要碰到壓力或挫折，例如無法集中精神、事情不順利、工作沒做好、被人批評指責、被誤會或冤枉、認為不公平、不合理的狀況等，他們很難控制脾氣，一下子就會爆發出來。

一般人碰到不順心的事情，也難免會情緒不好或發脾氣。但是ADHD生氣時的情緒反應特別大，講話更快更急更大聲、語調顫抖含糊、不耐煩、坐不住、別人說的話都聽不進去，動作大、眼神和肢體動作充滿敵意，好像隨時想要罵人或打人。這樣的表現很容易引來更多的批評和衝突，於事無補。

並不是說ADHD患者的情緒控制較差，就不能表達不滿，適度合宜表達情緒是應該被鼓勵的，過度壓抑並不是健康的行為模式。尤其如果有人故意要羞辱或欺負自己，也不宜忍氣吞聲，任憑人家占便宜。

ADHD患者的學習目標，是要面對挫折和挑釁時，能夠心平氣和，用比較理性的方式而不是發脾氣來表達情緒，以達到溝通的正面效果。要化解生氣的情緒，下列五個實用的步驟可以反覆加以練習。

角色扮演

ADHD患者要控制情緒並不容易，需要一次又一次的練習。這時候，治療師或家人朋友都可以幫忙，陪他一起做角色扮演的練習。

譬如阿智在辦公室被主管當眾指責，批評他報告寫得不好，根本沒講到重點，看不到工作成效等。阿智覺得被羞辱，很丟臉，當場就生氣把報告摔在地上，大罵三聲，轉頭就離開。事後跟治療師討論這次的不愉快經驗，治療師和家人就陪他進行角色扮演，治療師扮演主管，家人扮演同事們，讓阿智練習用不同且可能比較適宜的方式來表達他的不滿。必須藉由多次練習來養成好的情緒管理及溝通技巧，以便遇到類似情境可以表現得宜。

例如阿智可以說：「謝謝你的指導。其實這份報告我花了很多心力，可能有些地方還不夠完善，不符合你的期待，我還有很多需要學習，若可以的話，請你指出哪些地方需要改進，我會盡快修改。」對於那天摔報告、怒離辦公室，阿智演練之後，對主管說：「很抱歉，我那天沒有受到肯定，感到很失望，所以發了脾氣。我一定會改善，請再給我一次機會。」經過幾次的反覆練習，阿智終於比較有信心，可以到主管面前進行溝通。

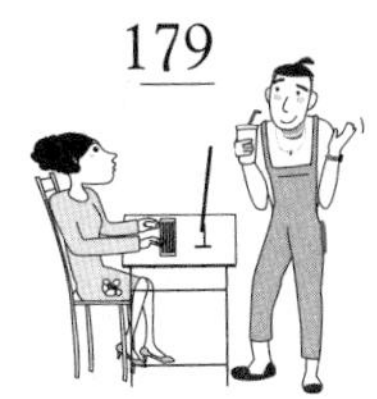

轉移注意力

當你很生氣的時候，根本沒辦法冷靜下來好好溝通，很可能會講錯話或情緒爆炸，若無法立即離開現場，至少先轉頭，深呼吸，心中默數數字，告訴自己：「冷靜！」不看對方的臉，氣就消了一半，再數數字，怒火漸漸熄了，讓自己有冷靜的頭腦可以思考。必要時，可以離開衝突現場，轉移注意力去做一些跟此事無關的活動，例如去整理書桌、洗衣服、拖地板、種花除草、游泳、跑步、做菜、畫畫等，消耗體力之後，氣也消了一些。

自我鼓勵

ADHD很需要自我鼓勵。譬如別人批評你，你可以告訴自己：「我會一直進步，直到有一天讓你刮目相看。」或者「他們故意要惹我生氣，看我笑話，我偏不上當，一定不能如他們所願，真的生氣了。」

你也可以訂下一些獎勵目標，寫在醒目的紙條上，貼在書桌前期勉自己：「我一整個禮拜都沒亂發脾氣，就可以去吃一頓大餐，看電影。」

放鬆

生氣的時候，跟焦慮一樣會出現心跳加快、無法思考、臉色漲紅、過度換氣等不舒服的症狀，呼吸很急促，好像快要爆炸了。這時候很需要讓身心快速放鬆下來。

你可以利用前面提到的自發性呼吸放鬆法和漸進式肌肉放鬆法，也可以聽音樂、泡澡、按摩、運動、看美麗風景圖片或心愛的人與寵物照片。快樂和喜悅的情緒最可以放鬆心情，讓生氣的風暴遠離。

坦誠溝通，表達自己的期待和需要

當別人惹你生氣，你最終還是要想辦法跟對方溝通，表達出你的想法和需求讓對方知道，才有可能真正解決問題。以下是一個大學生個案的例子：

ADHD患者通常是熱心助人，孟平也是如此。室友每次上課需要錄音或熬夜想要聽音樂時，就跟他借iPad，孟平總是慷慨答應。但室友每次歸還後，電池都已耗盡，孟平必須重新充電才能使用，造成許多困擾。

最近，同樣的事情再度發生，孟平很生氣，在宿舍裡都扳著臉大聲講話，嘴裡不斷碎碎念，罵室友自私和缺乏

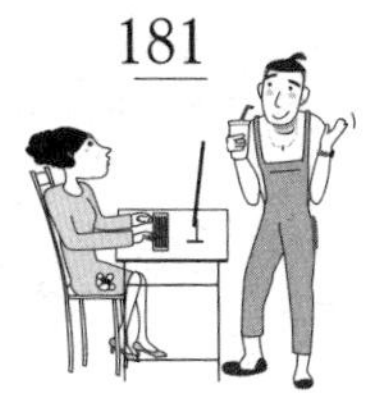

公德心，讓室友一頭霧水。

媽媽知道這件事後，就以角色扮演的方式，教孟平清楚表達自己的想法：「因為我把你當成好朋友，我每次要借你東西之前還特地充好電力，讓你方便使用。你用完之後沒電了，應該要幫我重新充電或讓我知道沒電了才對。」

孟平經過練習後，清楚的跟室友溝通，室友才恍然大悟孟平生氣的原因，立刻答應改進，兩人之間的衝突也化解了，言歸於好。

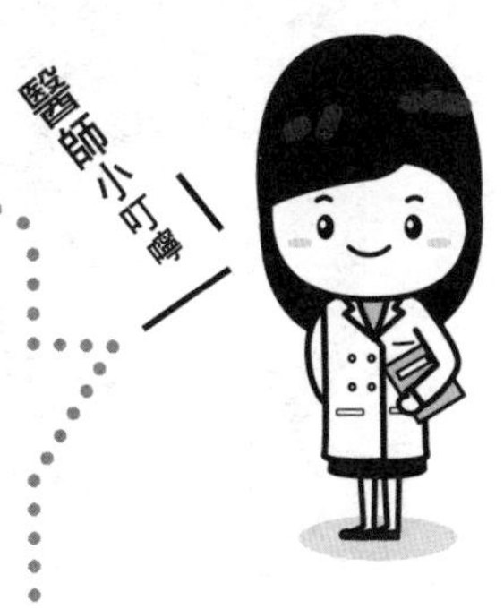

情緒和壓力的問題，是每個人都要學習化解的，並不是只有ADHD患者要面對。透過實用的練習，讓自己越來越放鬆和快樂，是一件好事，請繼續加油喔！

【第六章】

給成人ADHD親友的心靈處方

身為成人ADHD重要支柱的親人與伴侶，
可以運用一些技巧，幫助他們重建快樂人生。

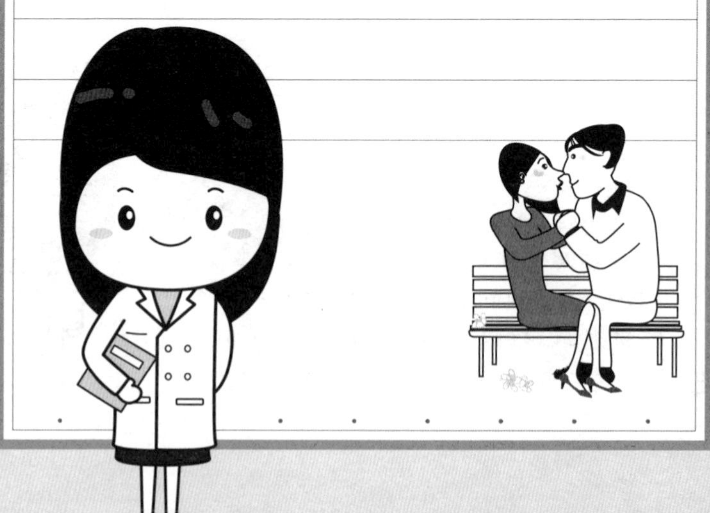

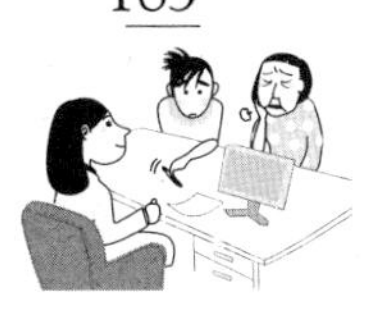

如果你的孩子是成人ADHD

身為ADHD的父母，通常在孩子小時候就開始跟著一起面對各種挑戰：經常接到老師的電話，抱怨孩子在學校的各種搗蛋行為；每天光是逼孩子準時出門上課、寫功課、收拾書包和房間，就感到筋疲力竭；再怎麼叮嚀孩子，他還是忘東忘西、丟三落四，害你經常要幫他找東西或送東西；只要他在身邊，你就要一直盯他喊他，一刻不得閒，他還會一直不停講話、插話，讓你聽得疲憊不堪，或者不斷爬高竄低、東摸西弄，所到之處就變得亂七八糟，宛若颱風掃過；每次看到孩子的成績單，總是一陣搖頭和心酸……

如果你及時警覺到事態的嚴重性，帶孩子去診斷和治療，孩子的狀況就有機會好轉，讓親子雙方都鬆一口氣。如果你疏忽了而錯過治療黃金期，孩子長大之後可能會面臨更多現實上的困擾：學業成就受阻礙、工作不穩定或無法升遷、婚姻出現問題等。

如果你這時才發現孩子似乎有ADHD，最好鼓勵他去尋求診療。通常，成人ADHD患者已經對自己的問題有所覺察，不太會抗拒看醫生，但他們的毛病還是一樣，可能會忘記吃藥、忘記回診、懶得做行為練習等，有時甜蜜溫馨的提醒是需要的。

此時父母最主要的工作，就是配合醫師提出的治療方案，以有效的方法提醒他記得吃藥、欣賞強化他的優點、尊重他的差異性和不同思維，不斷以正向言語鼓舞他的信心、給他希望，當他束手無策、錯誤百出時，給他指引，減少挫折感，陪伴他反覆進行各種行為練習。經過一段時間之後，孩子的狀況應該會有明顯改善。

許多研究顯示，最快樂且適應良好的ADHD患者，多是從小就受到父母接納和包容的。而自尊心低落和情緒不穩定的ADHD患者，多半從小就飽受批評、拒絕、責罰和打罵。所以，不論孩子年紀多大，父母都要真心接納孩子天生的氣質與不同，接受、欣賞、支持孩子找到適才適性的工作和生活。

成人ADHD治療雖然以患者本身的心理認知行為治療為原則，但是為了增加家人對ADHD的瞭解、獲得家人協助的技巧，或是改善長期親子和家人之間的誤解及衝突，通常還會包含家族治療。因為有些父母不知道孩子有ADHD，恨鐵不成鋼，讓孩子的成長過程充滿壓力和陰影，當孩子長大後發現有ADHD，也是修復親子關係的契

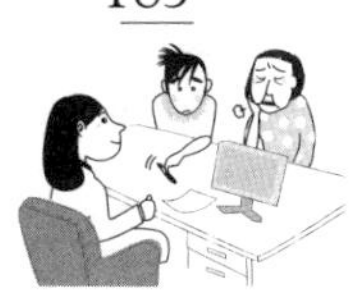

機。

有一位父親在兒子確診之後，經由醫師的說明和諮商，很難過地跟兒子道歉：「對不起，我以為你小時候是故意調皮搗蛋不聽話，很擔心你變成叛逆的壞孩子，才會那麼嚴格管教你；有時你的反駁讓我更生氣，所以脫口而出許多傷害彼此的情緒性話語。如果當時知道是因為ADHD，我們一定會想辦法用更好的方式來幫助你。」親子之間長年的緊張關係和隔閡，終於得到化解。

了解ADHD在成年期的典型表現（見第一、二章），以及他們可以在生活中如何自我訓練（見第三、四、五章），是父母幫助ADHD孩子的第一步。由於他們長期生活在被指責中——你只說不做、你總是做不好、只會搞砸、我不放心你、你何時才會長大……不但他們對自己沒信心進而放棄自己，而且對家人互動敏感、負面，容易引起逃避、疏離、衝動的反應。家人可以學習用比較正面的溝通，例如「你說今天中午以前要做完的呦，我等你喔。」「你計劃如何準備面試呢？有需要我幫忙的地方嗎？」「記得上次你遇到哪些困難嗎？這一次不要重蹈覆轍喔。」「你是大人了，沒問題，可以自己完成。我對你有信心。」

如果你的情人是ADHD

一般人面對陌生的異性難免會有點害羞或矜持，慢慢想辦法去接近對方，但ADHD卻不會掩飾他對異性的好奇，會主動攀談，興高采烈找很多話題，嘰哩呱啦就講了起來，很容易開始和異性互動，讓對方覺得他很特別又有趣。

他們的行事作風也不太按牌理出牌，個性直接坦率，甚至有點無厘頭，常會逗人發笑。他們對很多事都有興趣，什麼話題都可以聊上幾句，面對各種邀約也會熱情爽朗地答應，所以他們很容易吸引異性的注意，再加上衝動的個性，不會三思而後行，往往很輕易就墜入愛河。

如果你的情人是ADHD，你應該會覺得他很可愛，而且充滿熱情。但是交往一段時間之後，他的問題逐漸浮現：約會老是遲到、聊天時會顧左右而言他、交代的事情總是忘記、講話有點白目或少根筋、生活習慣不佳、東西丟三落四、跟其他異性缺乏界限、沒耐心、不能等、容易不耐煩甚至發脾氣等，兩人之間的感情在熱戀期過後開始接受考驗。

有一位個案的女友就抱怨說，她經常不知道男友在

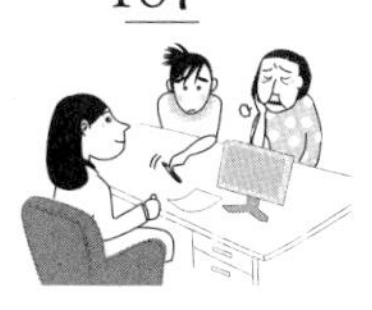

想些什麼，好像在發呆，不知道有沒有聽到她說的話，問他也問不出所以然來，因為他腦子裡的東西太多，感到很混亂，也不清楚要回答什麼。他的社交能力實在不好，常常講話得罪人而不自知，讓她覺得很尷尬；他的頭腦很好，但日常生活瑣事就是記不住，尤其是日期、時間、數量，沒辦法交代事情。最讓她傷心的是，男友喜歡抱怨、傾訴，但兩人很難深入交談，因為他沒辦法專注聽她說話，不是岔開話題就是一面玩手機或東張西望，或者急著接話，根本沒有抓到重點。當她氣到掉眼淚，男友還一臉無辜，搞不清楚自己做錯什麼，覺得她小題大作。他做事很沒效率，光說不練，明明是對他的工作和事業很重要的事，他也漫不經心，一再拖延，倒是對別人的事很熱心，讓她很生氣。

雖然經常吵架，有時候想要放棄，卻又捨不得這段感情，因為男友也有許多優點。例如他的興趣廣泛，對很多事情都有獨特的見解；他很單純正直，沒有複雜的心機，連說謊掩飾都不會，對於認定的事情就會擇善固執，很投入；他積極熱心，樂於助人，有他在的場合就很熱鬧。更重要的是，男友其實對她很好，只要她不高興，他一定會哄她笑，逗她開心，只是他的迷糊和散漫，讓他的心意一再被打折扣。

有一次她在網路上無意間看到成人ADHD的介紹，覺得跟男友太像了，因此堅持他去看診。經由醫師的解釋，她終於知道男友不是不理會她的感受，而是分心、沒注意到的緣故。

治療師告訴她，要有心理準備，了解ADHD的特質，不要期待男友懂她的心思，最好用簡單明瞭的方式直接表達想法和需要，不要拐彎抹角，直接告訴他或示範該怎麼做；不要被他惹火了而吵架，因為ADHD無法理解太複雜的情緒，吵架只會雪上加霜；希望他做到的事，可以切割成數個小段落，一起做份計劃表，以填空格的方式，將一部分一部分要完成的步驟註記在排好的空格裡，然後可以按部就班，一步步完成。每完成一個步驟就給他一個鼓勵，例如「你好棒！你一定可以完成的！」、一個擁抱或吃頓大餐等。

她也很懇切地勸告男友，兩人未來若想結婚，現在就要展現共組家庭的能力，不可以再散漫放任、虎頭蛇尾。她以三年後結婚為例，跟男友一起規劃工作和財務目標，男友覺得很感動，開始認真練習專注力，工作表現也逐漸穩定。

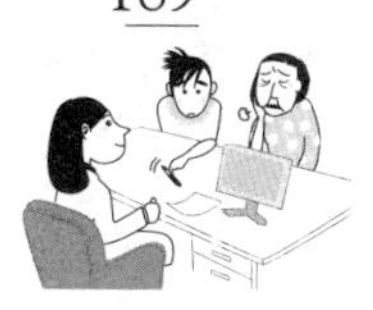

如果你的伴侶是ADHD

有許多案例是結婚之後才發現對方有ADHD，因為婚前的交往比較單純，婚後同住一個屋簷下，每天都要面對許多生活上的細節與瑣事，ADHD的缺點就原形畢露，很容易點燃夫妻爭吵的火苗。常見的情況如下：

（一）**容易分心且無法傾聽：**ADHD患者沒辦法好好聽人說話，不是恍神發呆就是眼光飄走，可能另一半正在講著孩子學校裡的事，他卻看到隔壁的小姐走過，而忍不住稱讚對方今天打扮得很漂亮，讓另一半火冒三丈。他也沒耐心聽另一半抱怨，夫妻之間很難進行有效的溝通，常讓伴侶感覺不受重視和尊重。

（二）**難以完成交辦事項：**ADHD患者很健忘，經常會忘記另一半的生日或結婚紀念日，交代他出門時順道去買東西、接小孩、繳帳單，晚上記得要倒垃圾、打電話給長輩，他很可能一轉身通通忘記，讓另一半既生氣又失望，還要手忙腳亂忙著補救。

（三）**無法分擔責任：**ADHD患者的組織能力較差，缺乏秩序感，連自己的房間櫃子、抽屜和每天上班的公事包都非常混亂，有些人從小就習慣依賴父母，什麼東西放哪裡、什麼時間該做什麼、出門要準備哪些東西，都由父母負責安排和催促緊盯，自己從未學會承擔責任。長大結婚之後，他可能還是像個大孩子，凡事都不管，東西亂丟、不停地在找東西、不會主動幫忙家務、忘東忘西，需要另一半不斷提醒和叮嚀，連一件簡單事情都要講好幾遍才會記得做。更麻煩的是，他有時候還會闖禍，例如忘記關瓦斯、忘記關門關抽屜、東西亂丟害孩子受傷等，點點滴滴的迷糊小事累積下來，讓另一半覺得好累。

（四）衝動行為：ADHD喜歡刺激又衝動，有時也會因此跟另一半起衝突。例如難得全家人一起出遊，他卻一路開快車和闖紅燈，讓孩子飽受驚嚇，或是遇到塞車就開口大罵。終於到了目的地，大家正玩得興高采烈，他卻感到不耐煩而一直催促要走，不能享受悠閒的看風景聊天，讓家人很掃興，每次都高高興興出門，吵吵鬧鬧回家。他的情緒比較容易失控，當受到伴侶的指責和抱怨時，沒辦法心平氣和跟對方討論事情，常會惱羞成怒，或講出衝動任性的話語，為不穩定的夫妻互動添增更多變數。

由於這些衝突，當ADHD接受治療的同時，有時候也要配合婚姻諮商，幫助另一半了解ADHD的特質和障礙，在日常生活中幫助患者進行自我訓練。若有另一半的積極

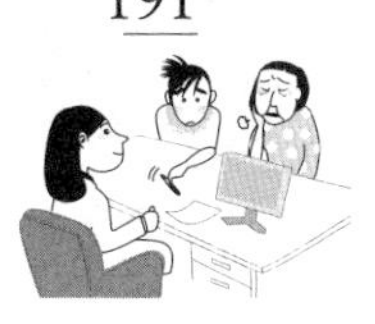

協助，不但可以加速治療效果，對於夫妻之間的親密關係也很有助益。

（五）無法以身作則：ADHD患者的行為特質常讓另一半擔心是對孩子的不良示範，例如自己私人的東西四處散佈在客廳裡甚至是孩子的房間裡，然後想到就隨意打開孩子的房門找東西，毫不尊重別人的隱私。ADHD患者愛講話也愛管人，孩子的睡覺時間到了，他可能還一直抓著孩子講他們一天工作的豐功偉績或是數落孩子的不是。他們的情緒控制不佳，管教孩子可能是以指責、抱怨、打罵為主，讓伴侶很頭痛。

在協助伴侶治療的過程中，有幾個重點需要把握：

（一）多讚美少指責，多鼓勵少爭吵：ADHD經常冒出很多點子，很希望獲得鼓勵。當他興高采烈提出建議，例如要去哪裡玩，如果另一半點頭同意，讚美他的想法不錯，並藉此訓練他做好細節規畫，讓兩人順利出遊，不但創造了夫妻之間的快樂時光，對ADHD也是很正向的回饋，可以提升他的自信和規劃能力。

相反地，如果伴侶一直對他潑冷水，抱怨家裡有很多事都沒做完，他卻只想出去玩，或者批評他選的地方很無趣、擔心多花錢，或舊事重提講起過去不愉快的出遊經驗等，彼此關係就越來越糟。

為了達到正向溝通，兩人也可以坦誠討論，告訴對方「我不喜歡聽到哪些話，我會很難過」、「我喜歡哪一種讚美和鼓勵」、「如果我做錯事情，你可以怎麼說」……，增進彼此了解，避免雙方在爭吵時讓傷人的話語脫口而出。

（二）**以陪伴代替威脅：**有些ADHD從小被排斥，挫折容忍度很低，遇到困難很容易放棄。伴侶在鼓勵他接受治療時，最好不要以威脅方式來溝通，例如「你再不改變的話，我就跟你離婚」、「你再忘記倒垃圾，我就不理你」等。

治療是需要時間的，沒辦法立刻讓症狀消失，必須瞭解患者的困難而加以幫助。患者在努力的過程中，難免經常會有做不到的時候，例如又忘記吃藥、又把東西弄丟、又隨便亂花錢，患者自己也會很挫折，可是他需要的是清楚易懂的溝通提醒，如果伴侶還一直威脅要放棄他，讓他害怕傷心，可能會得到反效果。

最好的方式是夫妻一條心，以肯定的態度鼓勵對方：「我相信你一定可以做到，一步一步來，我們是一家人，

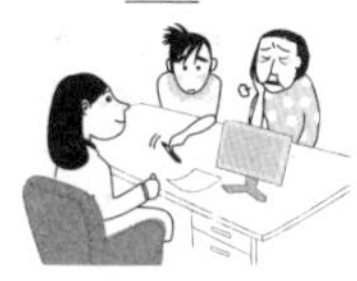

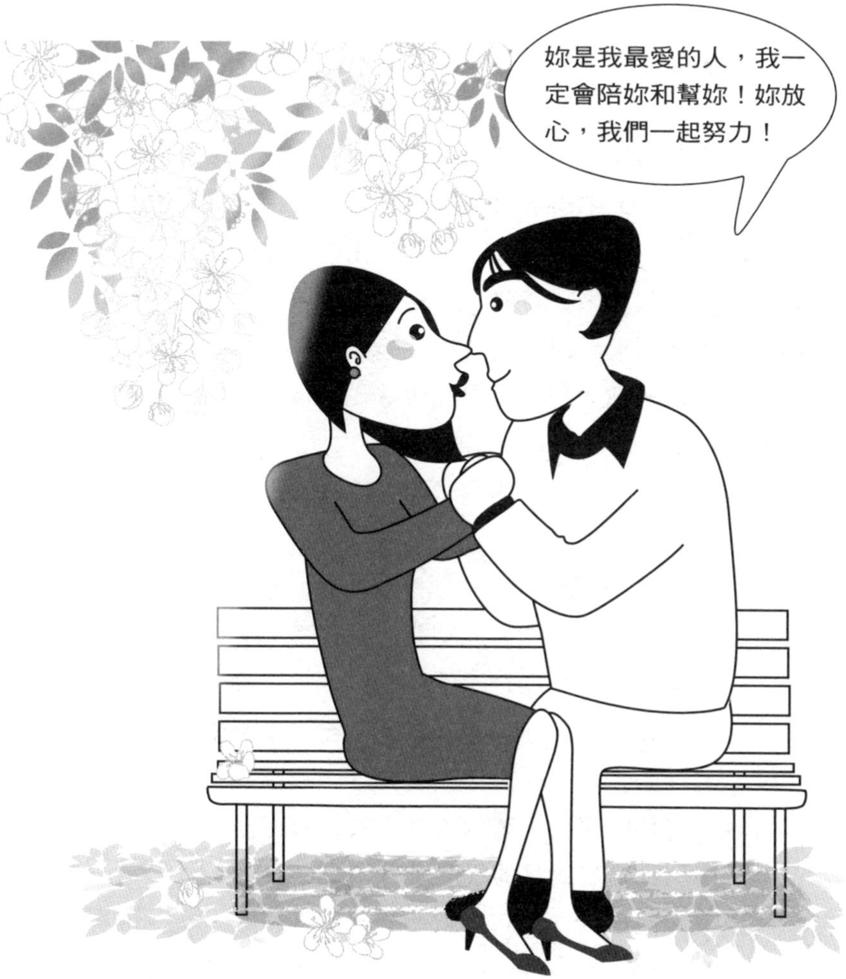

妳是我最愛的人，我一
定會陪妳和幫妳！妳放
心，我們一起努力！

我一定會陪你和幫你。」為所愛的人而奮鬥，絕對是最好的鼓舞。

（三）**善用行為訓練的小技巧：**沒有人喜歡一直叮嚀和嘮叨，但ADHD患者又很需要適時的提醒，所以在家裡可以創造一些有趣的小技巧，例如在家裡每個房間都放著旅行各地時買回來的時鐘，鼓勵他隨時看一下時間；在冰箱和門口掛上提示板，將他的手機和電腦做好設定，善用錄音功能和各種便利貼，提醒他重要的事，並養成使用檢核表的習慣，這些都是不錯的方法。

以下列舉一些具體的做法，各位讀友可以舉一反三，加以彈性應用：

* 每天花一點時間跟對方一起討論，把該做的事情記下來，並且標注完成時間，貼在牆上，並寫入當天行事曆中。每做好一件就劃掉。當天晚上可以討論成果和困難，並給予鼓勵，甚至討論週末犒賞彼此的計劃。
* 你交代的事情，請他覆誦一次，確保他了解你的意思。你也可以請他說明打算如何實行。
* 每次他情緒激動時，請他放慢講話速度，並在每次要講話之前，先思考三十秒再開口，不要急著回

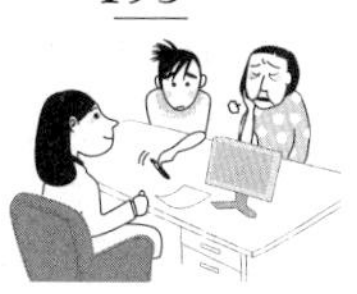

話。

＊要鼓勵他分擔家事，先把任務簡單化，一次只交代他一件小任務，完成之後再做下一件。例如拖地，可以先拖客廳地板，再拖房間地板，最後再拖廚房地板，分批逐步完成。

＊在家裡佈置一個專心工作的空間，要求他一定要認真閱讀或工作半小時，然後就可以到客廳聊天、吃點心。最後工作全部完成了，就可以好好稱讚他，鼓勵一下。

總之，身為ADHD患者的家人難免辛苦，但可喜的是，成人ADHD的治癒率相當不錯，只要配合醫師的建議每天反覆練習，必要時搭配藥物治療，患者一定可以發揮積極樂觀創新的特性，跟親愛的家人一起經營出美滿快樂的家庭生活。

【結語】

找回專注力，活出天賦潛能

近三十年的精神科臨床服務，我已經治療數千位患有ADHD的兒童和青少年，隨著時光流逝，他們漸漸長大，症狀也大多改善了，但還是發現仍有不少人持續有明顯障礙，這讓我不禁擔心：那些沒有接受治療的兒少患者，到了成人期是否還是狀況很多？因此，我除了長期追蹤這些就診的兒少患者至長大成人，也研究三百多位過去未曾就診的成人ADHD。我看到他們仍然深受ADHD症狀所困，影響日常生活功能，便決定在工作之餘，要撰寫這本書，協助ADHD患者。

每次聽著他們的成長故事，我總是感到非常心疼。因為在他們走進診間之前，每一個人已經不知道挨過多少罵、遭遇過多少批評和責罰、承受過多少排斥和白眼；他們的父母和家人也不好過，不知道升起過多少次怒火、流過多少眼淚，經歷過多少次雞飛狗跳、人仰馬翻的場面，

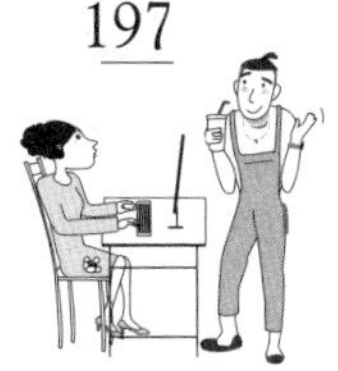

甚至整個家庭長期以來都是爭吵不斷、疲憊不堪。

沒有人願意這樣。這一切都是因為對ADHD的缺乏瞭解，才讓患者和家屬陷入無奈又痛苦的漩渦，平白走了很多冤枉路。

值得欣慰的是，ADHD是一個治癒率很高的輕度精神疾病。根據我二十多年的臨床經驗，只要願意開始面對這個問題，加上專業的協助，即使患者已經成年，絕大多數都可以達到不錯的改善效果。

可惜目前有機會就診和接受治療的成人ADHD仍算少數。以人口比例大約2%～4%的盛行率來看，尚有許多潛在患者不知道自己有ADHD，仍在社會的各行各業和各個角落中辛苦掙扎著想要找回自己的專注力。

成人ADHD的智商並不比一般人差，尤其在創造力、科學研究、表演藝術、體育競賽、冒險運動和幽默感方面更經常具有不錯的天賦。只要找回專注力，增加執行功能，疾病的症狀與障礙改善了，就可以自由地發揮天賦潛能，創造更幸福快樂的人生。

謹以這本小書表達我衷心的祝福。

【附錄一】

成人ADHD自填量表（ASRS）症狀檢核表

請回答以下的問題，使用本頁右側的頻率尺度去評量自己在每項準則的表現。在你回答問題時，圈選最能描述你過去六個月中的感受與行為的正確代碼。	從不	很少	有時	常常	非常頻繁	分數
1. 當必須進行一件枯燥或困難的計劃時，你會多常粗心犯錯？	0	1	2	3	4	
2. 當正在做枯燥或重複性的工作時，你多常有持續專注的困難？	0	1	2	3	4	
3. 即使有人直接對你說話，你會多常有困難專注於別人跟你講話的內容？	0	1	2	3	4	
4.一旦完成任何計劃中最具挑戰的部份之後，你多常有完成計劃最後細節的困難？	0	1	2	3	4	
5.當必須從事需要有組織規劃性的任務時，你會多常有困難井然有序地去做？	0	1	2	3	4	
6.當有一件需要多費心思考的工作時，你會多常逃避或是延後開始去做？	0	1	2	3	4	
7.在家裡或是在工作時，你會多常沒有把東西放對地方或是找不到東西？	0	1	2	3	4	
8.你會多常因身旁的活動或聲音而分心？	0	1	2	3	4	
9.你會多常有困難去記得約會或是必須要做的事？	0	1	2	3	4	
A部分一總計						

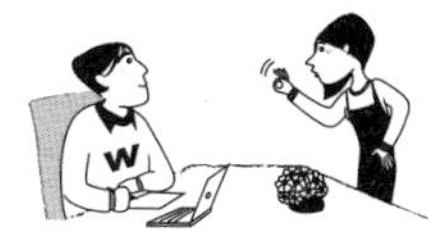

10. 當你必須長時間坐著時，你會多常坐不安穩或扭動手腳？	0	1	2	3	4	
11.你會多常在開會時或在其他被期待坐好的場合中離開座位？	0	1	2	3	4	
12.你會多常覺得靜不下來或煩躁不安？	0	1	2	3	4	
13.當有自己獨處的時間時，你會多常覺得有困難使自己平靜和放鬆？	0	1	2	3	4	
14.你會多常像被馬達所驅動一樣，覺得自己過度地活躍，不得不做事情？	0	1	2	3	4	
15.在社交場合中，你會多常發現自己話講得太多？	0	1	2	3	4	
16.當與他人交談時，你會多常在別人還沒把話講完前就插嘴或接話替對方把話講完？	0	1	2	3	4	
17.在需要輪流排隊的場合時，你會多常有困難輪流等待？	0	1	2	3	4	
18.你會多常在別人忙碌時打斷別人？	0	1	2	3	4	
B部分—總計						

評估症狀：

一、分別加總A部分（注意力）的分數*，以及B部分（過動／衝動）的分數。

二、分數 0～16：不太可能有ADHD

分數 17～23：很可能有ADHD

分數 24 或以上：非常可能有ADHD

三、若自我評量得分在A部分或B部分達到17分以上，建議尋求專業醫師做進一步診斷。

* 成人ADHD自填量表（ASRS）症狀檢核表及計分系統，是世界衛生組織WHO與包含下列成員的精神科醫師，以及研究者組成的成人ADHD工作團隊所共同研發。（中文版由台大醫學院高淑芬醫師翻譯完成）

· Lenard Adler, MD 精神與神經科副教授，紐約大學醫學院

· Ronald C. Kessler, PhD 健康照顧政策系教授，哈佛醫學院

· Thomas Spencer,MD 精神科副教授，哈佛醫學院

【附錄二】

成人ADHD腦影像研究結果簡介

結構性磁振造影研究

成人ADHD延續兒童期ADHD，仍有腦功能障礙。透過現代醫學跨領域研究與神經影像學技術的進步，已有相當多元的神經影像學工具及統計分析方法，可以幫助我們進一步了解成人ADHD的大腦發生了什麼事。

ADHD患者前額葉功能的失調，以及與其相關的認知能力或行為表現的異常，很早就被研究者注意到。早期神經影像學的研究便因此聚焦於前額葉相關的神經網絡（network）上，如額葉–紋狀體或額葉–頂葉網絡，這些網絡主要是負責大腦執行功能或由上而下的注意力控制。其他較常被發現異常的大腦區域還包括前扣帶皮質、背側外前額葉皮質、腹側外前額葉皮質、紋狀體，以及小腦等腦區。

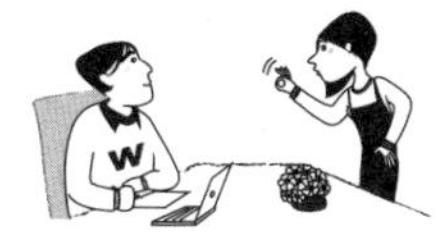

運用神經影像學的研究方法，基本上分為兩大類：體積結構的磁振造影、功能性的磁振造影。成人ADHD大腦結構的三十三年長期追蹤發現，成人患者其大腦中背側注意力網絡（主管由上而下的注意力控制）以及邊緣系統（主管情緒）的大腦皮質明顯較薄，大腦灰質（神經元本體所在區域）的體積在以下幾個腦區也明顯較小，包括右側紋狀體中的尾核、右側視丘以及雙側的小腦半球。此追蹤研究也發現，長大之後不再符合ADHD的人，其大腦皮質厚度會比持續有症狀的個案厚，和從來沒有ADHD的成人沒有顯著差異。所以，透過這樣的研究，學者推測幼時有ADHD的患者在成年之後仍可發現其大腦灰質體積有明顯下降的狀況，其所影響的區域主要就是大腦由上而下控制注意力以及情緒、動機的網絡。另外，在成長過程中若症狀改善了，也可以伴隨發現大腦中前額葉、小腦以及視丘等區域的代償性較為成熟。

另一種研究大腦的方法是探討大腦白質，大腦白質主要的結構為神經軸突及神經膠細胞，前者負責神經動作電位的傳導，是神經元細胞溝通訊息的管道，後者則協助支持整個大腦的結構。目前利用偵測水分子運動擴散造影（diffusion imaging）的技術，可以協助研究者探討大腦白質微結構完整性，也就是研究連結大腦各個區域的軸突徑束（tract）的完整性、走向是否一致、髓鞘是否有被破壞等。研究ADHD大腦白質神經徑束發現有以下神經纖維束異常，包括額葉–紋狀體徑束、上縱束、下縱束、扣帶迴等，這些神經徑束的異常也是被發現與注意力控制、執行功能以及決策過程有關係。

神經造影及影像分析技術越來越成熟之後，越來越多研究開始探討全腦功能性連結以及各種網絡系統的運作情形。目前研究發現成人ADHD患者的背側注意力網絡、腹側注意力網絡（負責由下而上的注意力控制）、額葉一頂葉（負責執行功能）、預設模式網絡（default mode network，休息狀態時的腦部活動）網絡均有異常，也逐漸注意到，ADHD患者的大腦活性的異常，不僅僅只是侷限在前額葉、紋狀體等注意力相關的區域，而是多個腦區整體大腦功能的失調。

成人患者服用methylphenidate（簡稱MPH）也會有明顯的療效，因為MPH主要是增加大腦中多巴胺（dopamine）的濃度。而大腦中多巴胺的濃度調節是由多巴胺轉運器所負責，所以也有學者利用正子造影研究從未接受過藥物治療的ADHD成人患者腦中多巴胺轉運器的狀

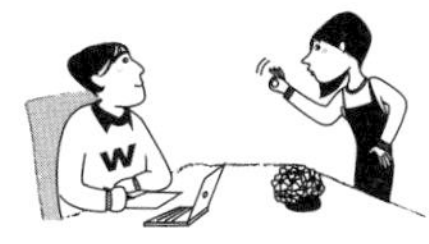

況，也確實發現成人患者腦中右側紋狀體的多巴胺轉運器有失調的狀況。許多症狀明顯、功能有障礙的患童會接受藥物治療，那麼接受藥物治療之後，成人大腦的發展會是如何呢?目前研究顯示，治療會讓部分相關的腦區趨向一般正常的發展，這些腦區包括額葉、頂葉及枕葉部分區域的皮質厚度變化，整體大腦白質的體積、前扣帶皮質、基底核等。前述研究指出，在大腦發展的過程中服用治療劑量的藥物，其效果或可減輕因為疾病所帶來的大腦發展異常。在美國精神衛生總署於2002年發表的上百位ADHD患者腦影像十年追蹤經典研究論文中，清楚指出在兒童青少年時期未服藥前，四個大腦區（灰白質、小腦、及尾狀核）均比對照組小。長期追蹤後，未服藥ADHD組在各腦區及小腦，均比對照組小，特別是白質總體積也比ADHD服藥組及對照組小，而服藥組和對照組二組腦體積沒有顯著差異。

整體而言，目前ADHD成人的神經影像研究，無論是結構性或是功能性的研究，都可發現大腦有相當廣泛的異常，這樣的異常確實會與注意力的控制、神經心理學的表現、情緒、動機等明顯相關。而透過藥物的治療，或許可造成大腦代償性地趨於正常的發展。

功能性磁振造影研究

過去十五年間，以功能性磁振造影探討ADHD的致病機轉為學界熱門的研究主題，這些腦功能研究主要是量測患者在做反應抑制、工作記憶、持續注意力、酬賞處理、時間處理等神經心理測驗時之大腦功能變化。最新的功能性磁振造影統合分析研究顯示：在所有神經心理測驗的情境之下，與健康成人相比，成人ADHD患者在額頂系統有較弱的腦功能活化，符合兒童ADHD之執行功能異常會持續至成人期；在枕葉視覺區與頂葉背測注意力系統有較高的功能活化，這可能代表成人ADHD患者針對病症發展出特異之補償機轉；另外，成人不似ADHD患童，在感覺運動系統有較低的功能活化，符合過動面向的症狀會隨著年齡改善的臨床觀察。若以單一神經心理測驗來看，在做反應抑制的功能性磁振造影時，成人注意力不足過動症在右側額葉下回及右側視丘，較一般成人有較低的腦部活化；但不似ADHD患童，ADHD成人在前扣帶迴、運動輔助區及基底核與健康對照組相比，無腦部活化差異。在時間處理歷程中，成人ADHD患者在眼眶額葉皮質 、頂葉、前運動區、基底核、腦島、小腦有較低活化。在酬賞處理（特別是預期輸錢、強迫等待）的測驗歷程中，成人ADHD患

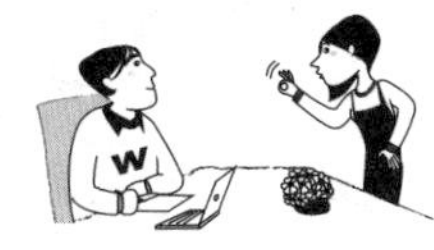

者的杏仁核有較高的活動反應。總體而言，可能因為研究實驗設計、分析方法、藥物使用、共病、疾病亞型、或是針對成人的研究量仍較孩童來得少等原因，成人ADHD患者的功能性磁振造影研究結果不如兒童患者一致。與健康對照組相比，ADHD患童的腦部功能較ADHD成人來得有更多異常，雖然如此，成人ADHD的功能性磁振造影研究結果仍符合此類患者在額頂系統、基底核及杏仁核有功能異常；此結論也符合過往大腦結構研究結果：ADHD在這幾個腦區的結構有異常。

除了功能磁振造影的腦區差異，近五年，學界開始以大腦連結與網絡異常來理解ADHD的成因。常使用的腦影像測量工具為靜息態功能磁振造影，其與功能磁振造影原理相同，皆量測血氧相關訊號變動，來間接反應神經的放電，差別只在於受試者在接受靜息態功能磁振造影掃描時，僅需靜靜躺在MRI機器中，不需進行神經心理測驗。此造影技術常被用來建立大腦功能性連結。其中預設模式網絡是最常被研究的大腦網絡，大腦預設模式網絡及認知控制網絡通常被認為在功能上有對位（anti-phase）的功能連結（即一網絡在作用時，另一網絡功能則處於被壓抑狀態），此反向的關係與注意力持續及反應變異度有關。

與健康成人相比，成人ADHD在預設模式網絡中有較弱的連結，且與認知控制網絡裡的前扣帶迴及背外側前額葉有較強的正向連結(即較弱的負向連結）。在兒童被診斷ADHD且症狀持續至成年的患者腦部，預設模式網絡中有較弱的正向連結；不論兒童期診斷ADHD是否到成年仍持續有症狀，預設模式網絡與認知控制網絡的負向關聯皆有減緩。然而有少數研究發現ADHD成人在預設模式網絡、右側認知控制網絡、情感網絡中皆有正向功能連結增加的現象，而在背側腹側注意力網絡，則有正向連結下降的異常表現。過往研究的不一致的結論或許與每個研究的個案數、個案過去曾用藥與否、分析方法、研究設計有關。

臺大醫院ADHD腦造影研究

1. **ADHD患者的腦結構及功能變化**

整理近年來臺大醫院ADHD研究團隊致力於了解ADHD行為表徵背後的神經心理學及結構性、功能性腦連結網絡變化。整理已發表的十二篇ADHD腦影像研究論文簡述如下：以擴散頻譜磁振造影分析，發現ADHD患童在兩側的額葉紋狀體及扣帶迴白質神經纖維束的連結性較差，這樣的結果可以解

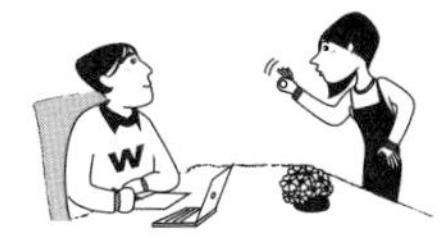

釋他們的不專心及反應時間的變異程度、和多種執行功能障礙；而且患童的額葉紋狀體神經纖維束完整性和其多面向學校功能有顯著相關，此相關是經由執行功能和不專心中介的。另外，以靜息態功能磁振造影，發現大腦額頂葉控制網絡的連結較差，且此變異與ADHD患童的衝動控制、注意力表現及對立反抗行為相關；在叫色作業功能性磁振造影分析中發現，ADHD患童在前額葉及邊緣系統腦區的活性較高，此腦區活動與抑制控制的神經心理學功能相關；相反的，在頂葉活性較低，此和視覺分析能力有顯著相關。以全腦纖維束自動化分析發現，不僅額葉紋狀體及扣帶迴白質、上縱束及下縱束、弓狀束也和ADHD患童的專注力缺損及執行功能不足有關。目前亦發現成人患者大腦白質微結構神經徑束的異常，分布在全腦相當廣泛的區域，包括額葉-紋狀體-視丘徑束，以及連結左右大腦頂葉、枕葉、顳葉的部分胼胝體徑束，這些異常，也與注意力表現、空間工作記憶表現有明顯的相關性。

2. **藥物療效的腦功能變化證據**

臺大團隊ADHD成人患者的長期藥物試

驗發現，兩種衛福部許可治療ADHD的藥物（methylphenidate及atomoxetine）均可以改善他們的生活品質、減少社會功能障礙、並且改善認知執行功能（其中，methylphenidate對衝動抑制困難特別有幫助；atomoxetine則可改善持續或選擇性注意力），以及兩種藥物均可以改善個體內反應時間的變異性（以ex-Gaussian分布的sigma及tau表示）。比較這兩種藥物治療在患ADHD兒童青少年腦功能的改變：第一個研究以叫色作業功能性磁振造影比較患ADHD兒童青少年服用十二週的atomoxetine及methylphenidate兩種藥物治療對腦功能活性的改變，我們發現atomoxetine降低背前側扣帶迴及背側前額葉的活性，改變的程度和專注力的改善有顯著相關；然而methylphenidate增加下額葉的活性和認知衝動減少有顯著相關。第二個研究以靜態功能性磁振造影比較接受療效結果顯示，以methylphenidate治療增加左上顳葉及下頂葉的活性，atomoxetine治療增加左舌葉及枕葉的活性。第三個研究是成人ADHD的atomoxetine和安慰劑的比較，首先發現未用過藥的成人ADHD患者，非典型

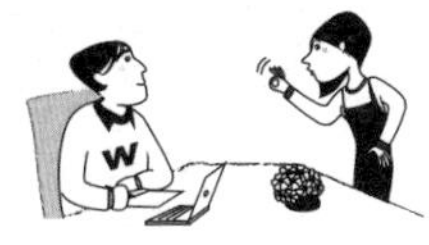

的預設模式網絡與認知控制及注意力網絡連結與認知及注意力網絡間的對位功能連結性降低；藥物治療後，強化預設模式網絡和作業正向網絡的連結且調節大腦神經網絡，且強化程度與臨床症狀的改善有關。

【附錄三】

延伸閱讀

- 《家有過動兒：幫助ADHD孩子快樂成長》，2013，高淑芬，心靈工坊。
- 《分心不是我的錯：正確診療ADD，重建有計畫的生活方式（增訂版）》，2015，Edward M. Hallowell, John J. Ratey ，遠流 。
- 《大人也有閃神的時候：終止注意力不集中與3分鐘熱度的症頭！》，2014，許正典 ，晶冠 。
- 《練好專注力，事情再多也不煩！哈佛專家帶你學會高效能心智，告別無效窮忙》，2013，Paul Hammerness, Md、Margaret Moore、John Hanc，大寫 。
- 《不是你不再有吸引力，是他缺乏注意力》，2012，Melissa Orlov ，遠流 。
- 《為什麼我這麼容易分心，愛亂買，不會收拾：心理醫生寫給注意力缺乏症的13項生活指南》，2010 ，櫻井公子，漫遊者。

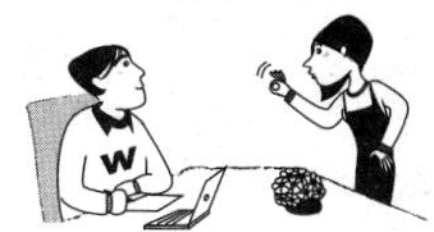

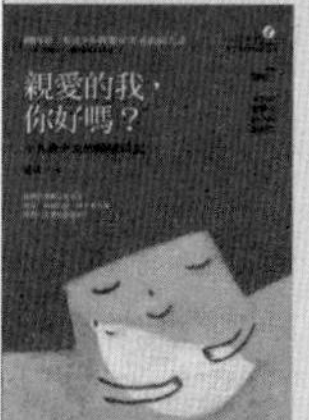

親愛的我，你好嗎？

作者從高二到大學時代，一直受苦於「快速循環型躁鬱症」，痊癒之後，她勇敢發表生病時期的日記、給親友和醫生的信件，呈現靈魂風暴中的內心世界。

思瑀⊙著　ST012 / 248頁 / 定價260

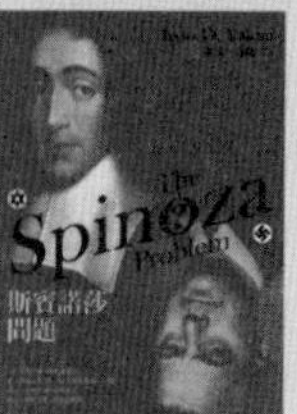

斯賓諾莎問題

★媒體報導：自由時報

當代精神醫學大師歐文亞隆的哲學家三部曲，氣勢磅礡之最終篇，精采問世！

歐文．亞隆⊙著
易之新⊙譯　ST013 / 448頁 / 定價420

不要叫我瘋子

【還給精神障礙者人權】

★文榮光、王行、李明濱、沈楚文、金林、胡海國、陳珠璋聯合推薦

本書是為精神障礙患者和家屬的權益而寫，是國內第一本為精神疾病患者及家屬高呼不平、伸張人權的自助書。

派屈克．柯瑞根、羅伯特．朗丁⊙著
張葦⊙譯　SH001/368頁 / 定價380

他不知道他病了

【協助精神障礙者接受治療】

★文榮光、沈楚文、金林、胡海國、陳珠璋聯合推薦

為「缺乏病識感」患者的家屬及專業醫護人員所寫的實用自助書，清晰易懂，在文字之間充滿細心的感情。

哈維亞．阿瑪多、安娜麗莎．強那森⊙著
魏嘉瑩⊙譯　SH002/232頁 / 定價250

愛，上了癮

【撫平因愛受傷的心靈】

★行政院衛生署國民健康局「2004健康好書」心理健康類首獎！

★張曼娟紫石作坊「優紫／質良品」年度推薦

★朱衛茵、孫中興、謝文宜 聯合推薦

伊東明博士⊙著，廣梅芳⊙譯，王浩威⊙策劃
顏薇玲⊙審閱　SH003/320頁 / 定價280

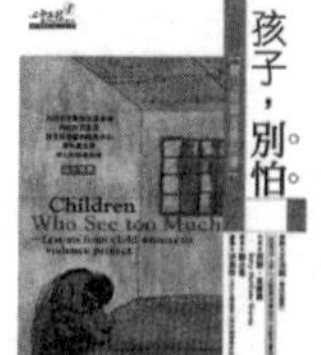

孩子，別怕

【關心目睹家暴兒童】

這本書是為了所有關心幼童的人而寫。不論政府部門或是相關輔導人員，都可以將這本書當作入門參考書，以減少盲目的摸索，迅速領會到幫助受害兒童的竅門。

貝慈．葛羅思⊙著，劉小菁⊙譯
洪素珍⊙審閱　SH004/200頁 / 定價240

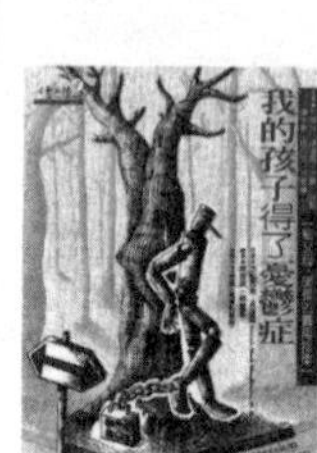
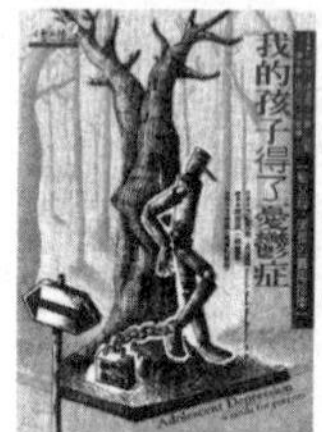
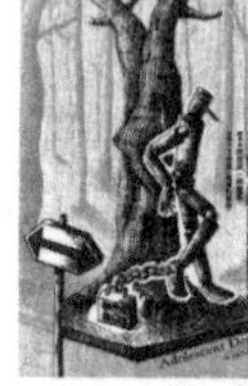

割腕的誘惑

【停止自我傷害】

★行政院衛生署國民健康局『2004健康好書』心理健康類首獎！

★洪素珍、李開敏、黃心怡推薦

以深入淺出的專業觀點，協助個案展開「重建」與「療癒」的歷程。

史蒂芬．雷文克隆⊙著，李俊毅⊙譯
王浩威⊙策劃審閱　SH005/288頁 / 定價3

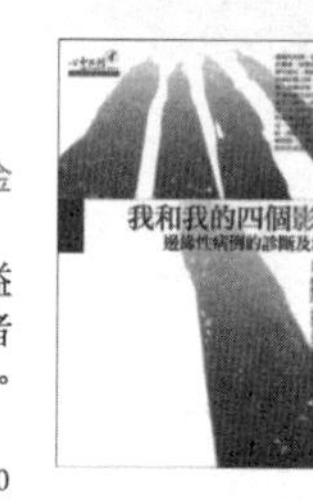
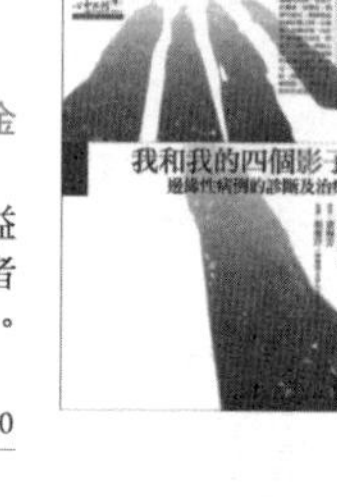

我的孩子得了憂鬱症

【給父母、師長的實用指南】

父母和師長更藉本書了解青少年憂鬱症，協助孩子進行治療，帶著信心陪同孩子邁向快樂健康成人的道路。

法藍西斯．孟迪爾⊙著，陳信昭、林維君⊙譯
王浩威⊙策劃　SH006/368頁 / 定價3

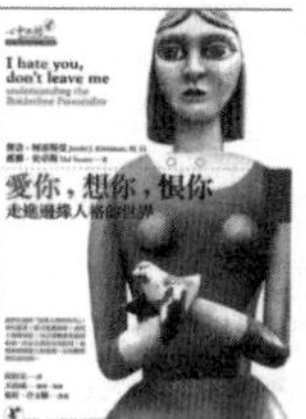
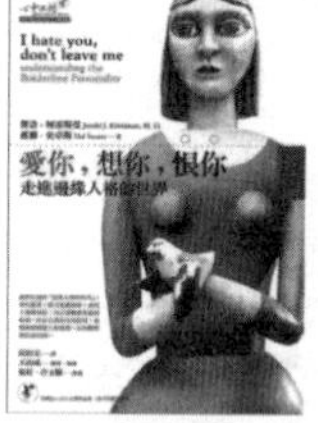

我和我的四個影子

【邊緣性病例的診斷與治療】

邊緣人格的傾向，其實觸及人性宿命的弱點，諸如害怕寂寞、內心茫然空虛、以及極端的情緒，每個人都曾有過；它乍看很神秘，但透過它，可讓我們對人類的深層心理有更深刻的體會。

平井孝男⊙著，廣梅芳⊙譯
顏薇玲⊙策劃　SH007/320頁 / 定價3

愛你，想你，恨你

【走進邊緣人格的世界】

★張玨、許文耀 聯合推薦

第一本以通俗語言介紹邊緣人格的專書，具有不容忽視的重要位置，不只可作為專業人士參考，更可為患者家屬、社會大眾打開一扇理解之窗減輕相處過程中的挫折與艱辛。

傑洛．柯雷斯曼、郝爾．史卓斯⊙著
邱約文⊙譯，王浩威⊙審閱、導讀
SH008/272頁 / 定價300

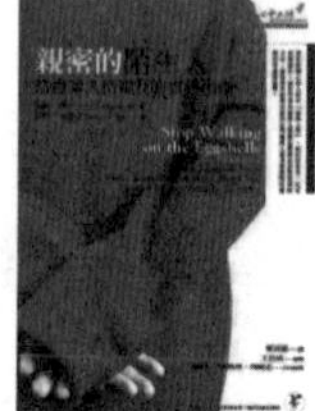

親密的陌生人

【給邊緣人格親友的實用指南】

★蔡榮裕、張凱理、周勵志 聯合推薦

專為邊緣人格親友所寫的實用指南書中提出明確的策略和實際的做法教導邊緣人格親友如何有效面對、處理邊緣人格者的種種異常行為，並照顧好自己。

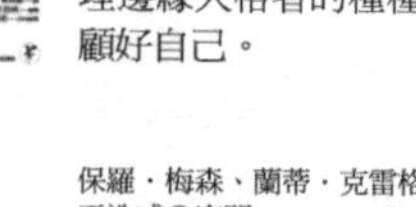

保羅．梅森、蘭蒂．克雷格⊙著，韓良憶⊙譯
王浩威⊙審閱　SH009/328頁 / 定價3

躁鬱症完全手冊

★行政院衛生署國民健康局「2007健康好書・閱讀健康」心理健康類推介獎
★《今日心理學》雜誌好評推介、破報新書介紹

帶你理解躁鬱症的成因、癥狀與醫療方式，及躁鬱症對兒童及青少年的影響…

福樂・托利、麥可・克內柏⊙著
丁凡⊙譯
湯華盛⊙審閱　SH010/448頁/定價500

老年憂鬱症完全手冊

【給病患、家屬及助人者的實用指南】

★廖榮利、孫越、黃正平、胡海國、王浩威、陳韺推薦

本書以平實易懂的文字，為關心老年憂鬱症的讀者提供完整實用的豐富資訊。

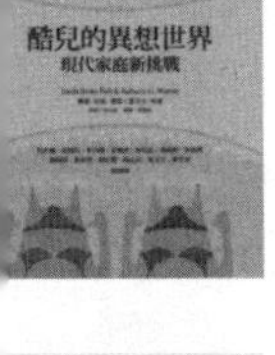

馬克・米勒、查爾斯・雷諾三世⊙著
李淑珺⊙譯，湯華盛⊙審
王浩威⊙策劃，台灣心理治療學會⊙合作出版
SH011/288頁/定價320

酷兒的異想世界

國內第一本介紹酷兒青少年成長需求的心理專書，是父母和師長的教養手冊，也是專業助人者的實用指南。

琳達・史東・費雪、雷貝卡・哈維⊙著
張元瑾⊙譯　SH012/328頁/定價380

原來，愛要這麼做

本書為身陷無性婚姻深淵、吃盡苦頭的夫妻指引一條明路。書中提出一套循序漸進的做法和實用的技巧，是一本顧生理與心理兩大層面、觀點周全且深入淺出的「性愛大全」。

巴瑞・麥卡錫、艾蜜莉・麥卡錫⊙著
廖婉如⊙譯　SH013/288頁/定價320

是躁鬱，不是叛逆

由美國躁鬱症權威醫師、心理治療師聯手寫作，閱讀本書可了解青春期躁鬱症的種類、症狀、了解如何在藥物和心理治療間找到平衡，以及認識發病的早期跡象、尋求和學校有效合作的可能。

大衛・米克羅威茲、伊利莎白・喬治⊙著
丁凡⊙譯　SH014/352頁/定價380

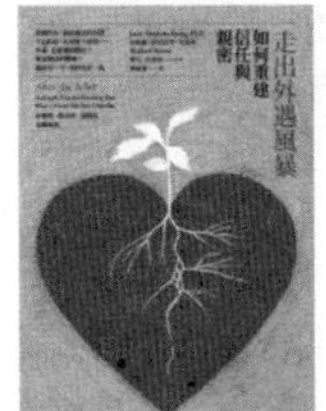

走出外遇風暴

【如何重建信任與親密】

★外遇療癒終極聖經

外遇似乎是愛情的絕症。但其實，危機也可以是轉機，外遇是伴侶重新鞏固感情的絕佳機會。

珍妮絲・亞伯拉罕・史普林、麥可・史普林⊙著
林婉華⊙譯　SH015/336頁/定價350

哭泣的小王子

【給童年遭遇性侵男性的療癒指南】

★第一本專門為男人而寫的經典之作

本書關注曾經遭遇亂倫或性侵的男性受害者，探討性虐待所造成的影響，了解成年男性倖存者的痛苦、需求、恐懼和希望，以及尋找從中復原的方法。

麥可・陸⊙著，陳郁夫、鄭文郁等⊙譯
洪素珍、林妙容⊙審閱
SH016/384頁/定價400

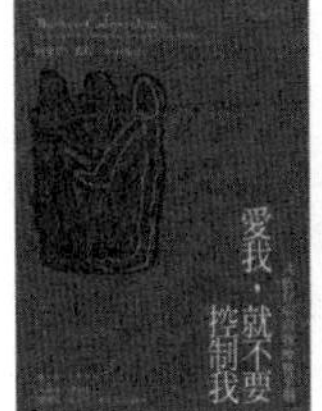

愛我，就不要控制我

【共依存症自我療癒手冊】

梅樂蒂・碧媞，可說是自我成長類書籍的教主。25年前，她讓全世界認識了「共依存」這個詞，今天，她以本書澄清人們對於共依存症的誤解，也發現了共依存行為如何轉變，為新世代提供了通往身心健康的指引。

梅樂蒂・碧媞⊙著
蘇子堯、許妍飛⊙譯　SH017/288頁/定價320

陪孩子面對霸凌

【父母師長的行動指南】

面對霸凌，我們不必過度恐慌。因為，霸凌是學來的行為，它同樣可透過學習而修正、改變。霸凌包含了三種角色：小霸王、出氣筒、旁觀者。本書更追本溯源，探討家庭環境對孩子性格的影響，以及學校該如何輔導處置。

芭芭拉・科婁羅索⊙著
魯宓、廖婉如⊙譯　SH018/264頁/定價280

教我如何原諒你？

全書以豐富的個案故事，涵蓋親子、師生和夫妻之間的背叛傷痕；擺脫陳腔濫調，在原諒和不原諒之間，呈現動態的連續光譜。充滿力量的嶄新觀點，讓受苦雙方跳出漩渦，踏上真誠和解之路！

珍妮絲・亞伯拉罕・史普林、麥可・史普林⊙著
許琳英⊙譯　SH019/336頁/定價360

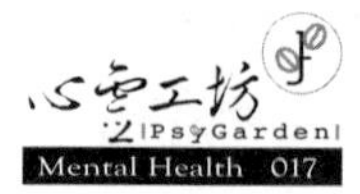

臺大醫師到我家．精神健康系列

找回專注力：成人ADHD全方位自助手冊

Attention!!A Complete Guide for Adult ADHD!

作　　者—高淑芬（Susan Shur-Fen Gau）

總 策 劃—高淑芬
主　　編—王浩威、陳錫中
合作單位—國立臺灣大學醫學院附設醫院精神醫學部
贊助單位—財團法人華人心理治療研究發展基金會

出 版 者—心靈工坊文化事業股份有限公司
發 行 人—王浩威　　總 編 輯—徐嘉俊
文稿統籌—莊慧秋　　主　　編—黃心宜
文字整理—黃憶欣　　特約編輯—王祿容
美術編輯—黃玉敏　　內頁插畫—吳馥伶

通訊地址—106 台北市信義路四段53巷8號2樓
郵政劃撥—19546215　　戶名—心靈工坊文化事業股份有限公司
電話—02）2702-9186　　傳真—02）2702-9286
Email—service@psygarden.com.tw
網址—www.psygarden.com.tw

製版．印刷—中茂分色製版印刷事業股份有限公司
總經銷—大和書報圖書股份有限公司
電話—02）8990-2588　　傳真—02）2990-1658
通訊地址—242台北縣新莊市五工五路2號（五股工業區）
初版一刷—2016年5月　初版六刷—2024年6月
ISBN—978-986-357-059-2　定價—240元

國家圖書館出版品預行編目（CIP）資料

找回專注力：成人ADHD全方位自助手冊／高淑芬作.
-- 初版.　-- 臺北市：　心靈工坊文化，2016.5
面；公分(臺大醫師到我家. 精神健康系列)（MentalHealth；17）
ISBN 978-986-357-059-2（平裝）

1. 過動症　2. 認知治療法

415.9894　　105004975

心靈工坊 PsyGarden 書香家族 **讀友卡**

感謝您購買心靈工坊的叢書，為了加強對您的服務，請您詳填本卡，
直接投入郵筒（免貼郵票）或傳真，我們會珍視您的意見，
並提供您最新的活動訊息，共同以書會友，追求身心靈的創意與成長。

書系編號—MH 017　　書名—找回專注力：成人 ADHD 全方位自助手冊

姓名　　　　　　　　　　是否已加入書香家族？ □是　□現在加入

電話（O）　　　　　　（H）　　　　　　手機

E-mail　　　　　　　　　　　　　生日　　年　　月　　日

地址 □□□

服務機構（就讀學校）　　　　　　職稱（系所）

您的性別—□ 1. 女　□ 2. 男　□ 3. 其他

婚姻狀況—□ 1. 未婚 □ 2. 已婚 □ 3. 離婚 □ 4. 不婚 □ 5. 同志 □ 6. 喪偶 □ 7. 分居

請問您如何得知這本書？

□ 1. 書店　□ 2. 報章雜誌　□ 3. 廣播電視　□ 4. 親友推介　□ 5. 心靈工坊書訊　□ 6. 廣告 DM　□ 7. 心靈工坊網站　□ 8. 其他網路媒體　□ 9. 其他

您購買本書的方式？

□ 1. 書店　□ 2. 劃撥郵購　□ 3. 團體訂購　□ 4. 網路訂購　□ 5. 其他

您對本書的意見？

封面設計	□ 1. 須再改進	□ 2. 尚可	□ 3. 滿意	□ 4. 非常滿意
版面編排	□ 1. 須再改進	□ 2. 尚可	□ 3. 滿意	□ 4. 非常滿意
內容	□ 1. 須再改進	□ 2. 尚可	□ 3. 滿意	□ 4. 非常滿意
文筆／翻譯	□ 1. 須再改進	□ 2. 尚可	□ 3. 滿意	□ 4. 非常滿意
價格	□ 1. 須再改進	□ 2. 尚可	□ 3. 滿意	□ 4. 非常滿意

本人同意　　　　　　　　　（請簽名）

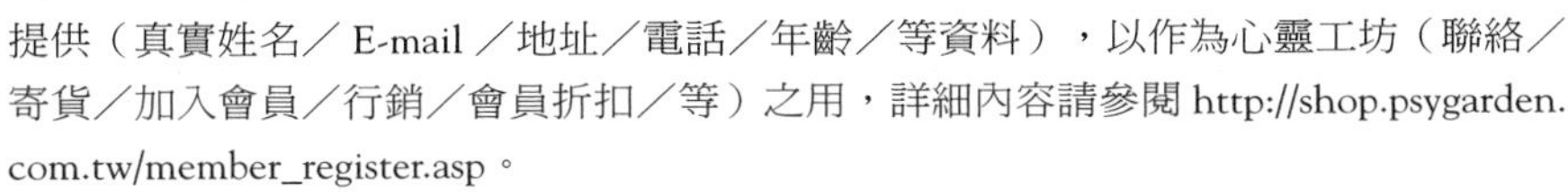
提供（真實姓名／ E-mail ／地址／電話／年齡／等資料），以作為心靈工坊（聯絡／寄貨／加入會員／行銷／會員折扣／等）之用，詳細內容請參閱 http://shop.psygarden.com.tw/member_register.asp。

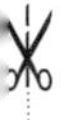

廣 告 回 信
台北郵局登記證
台 北 廣 字
第 1143 號
免 貼 郵 票

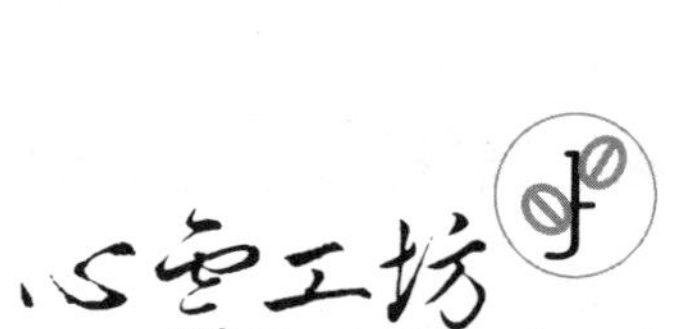

10684 台北市信義路四段 53 巷 8 號 2 樓

讀者服務組　收

免　貼　郵　票

（對折線）

加入心靈工坊書香家族會員
共享知識的盛宴，成長的喜悅

請寄回這張回函卡（免貼郵票），
您就成為心靈工坊的書香家族會員，您將可以——

隨時收到新書出版和活動訊息

獲得各項回饋和優惠方案